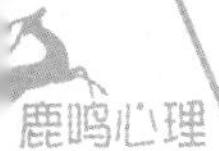

鹿鸣心理

美国心理学会推荐
心理治疗丛书

行为疗法
Behavior Therapy

【加】马丁 · M.安东尼（Martin M. Antony）
【美】丽莎白 · 罗默（Lizabeth Roemer） 著

庄 艳 译
郭本禹 主编

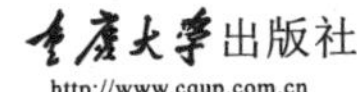

重庆大学出版社
http://www.cqup.com.cn

献给辛西娅（Cynthia）

——马丁·M. 安东尼

献给我的导师，汤姆·布克沃斯（Tom Borkoves）

——丽莎白·罗默

译丛序言

毋庸置疑，进入 21 世纪后，人类迅速地置身于一个急剧变化的社会之中，那种在海德格尔眼中“诗意栖居”的生活看似已经与我们的生活渐行渐远，只剩下一个令人憧憬的朦胧魅影。因此，现代人在所谓变得更加现实的假象中丧失了对现实的把握。他们一方面追求享受，主张及时享乐，并且能精明地计算利害得失；另一方面却在真正具有意义的事情上显示出惊人的无知与冷漠。这些重要的事情包括生与死、理想与现实、幸福与疾苦、存在与价值、尊严与耻辱，等等。例如，2010 年 10 月，轰动全国的“药家鑫事件”再一次将当代社会中人类心理的冷酷与阴暗面赤裸裸地曝晒在大众的视线之中。与此同时，当今日益加快的生活节奏、沸沸扬扬的时尚热潮，不计其数的社会问题正在不断侵噬着我们的生活乐趣，扰乱着我们的生活节奏。例如，日益激烈的职业与生存竞争导致了现代社会中人际关系的淡薄与疏远，失业、职业倦怠与枯竭、人际焦虑、沟通障碍等一连串的问题催化了“人”与“办公室”的矛盾；家庭关系也因受到社会变革的冲击而蒙上了巨大的阴霾，代沟、婚变、购房压力、赡养义务、子女入学等一系列困难严重地激化了“人”与“家庭”的矛盾。诸如此类的矛盾导致（促使）人们的心灵越来越难以寻觅到一个哪怕只是稍作休憩、调适的时间与空间。这最终引发了各种层出不穷的心理问题。在这种情况下，心理咨询与治疗已然成为了公众的普遍需要之一，其意义、形式与价值也得到了社会的一致认可。例如，在 2008 年面对自我国唐山地震以来最为严重自然灾难之一的四川汶川大地震时，心理治疗与干预就有效地减轻了受灾群众的创伤性体验，并在灾后心理重建方面发挥了不可替代的作用。

值得欣喜的是，我国的心理治疗与咨询事业也在这种大背景下绽放出了旺盛的生命力。2002 年，心理咨询师被纳入《国家职业大典》，从而正式成为一门新的职业。2003 年，国家开始组织心理咨询师职业资格考试。心理咨询师甚至被誉为“21 世纪的金领行业”[1]。目前，我国通过心理咨询师和心理治疗师资格证书考试的人数有 30 万左右。据调查，截至 2009 年 6 月，在苏州持有劳动部颁发的国家二级、三级心理咨询师资格证书者已达到 2 000 多人[2]；截至 2010 年 1 月，在大连拥有国家心理咨询师职业资格证书者有 3 000 多人，这一数字意味着在当地每 2 000 人中即拥有一名心理咨询师[3]。但就目前而言，我国心理治疗与咨询事业还存在着诸多问题。譬如，整个心理治疗与咨询行业管理混乱，人员鱼龙混杂，专业水平参差不齐，从而成为阻碍这一行业发展的瓶颈。“造成这一现象的原因尽管很多，但最根本的原因，乃是大陆心理

[1] 徐卫东 . 心理咨询师，21 世纪的金领行业［J］. 中国大学生就业，2010（10）.
[2] 沈渊 . 苏州国家心理咨询师人数超两千［N］. 姑苏晚报，2009-06-07.
[3] 徐晓敬 . 大连每 2000 人即拥有一名心理咨询师［N］. 辽宁日报，2010-03-24（7）.

咨询师行业未能专业化使然。”[1]因此，提高心理咨询师与治疗师的专业素养，已经成为推动这一行业健康发展亟待解决的问题。

对于普通大众而言，了解心理治疗与咨询的基本知识可以有效地预防自身的心身疾病，改善和提高生活质量；而对于心理治疗与咨询行业的从业人员而言，则更有必要夯实与拓展相关领域的专业知识。这意味着专业的心理治疗与咨询行业工作者除了掌握部分心理治疗与咨询的实践技巧与方法之外，更需要熟悉相应治疗与咨询方案的理念渊源及其核心思想。心理学家吉仁泽（G.Gigerenzer）指出：“没有理论的数据就像没有爹娘的孤儿，它们的预期寿命也因此而缩短。”[2]这一论断同样适用于形容心理治疗技术与其理论之间的关系。事实上，任何一种成功的心理治疗方案都有着独特的、丰厚的思想渊源与理论积淀，而相应的技术与方法不过是这些观念的自然延伸与操作实践而已。“问渠那得清如许，为有源头活水来”，只有奠基于治疗理论之上的治疗方法，才不致沦为无源之水。

尽管心理治疗与咨询出现的历史不过百年左右，但在这之后，心理治疗理论与方法便如雨后春笋，相互较劲似的一个接一个地冒出了泥土。据统计，20 世纪 80 年代的西方心理学有 100 多种心理治疗理论；到 90 年代这个数字就翻了一番，出现了 200 多种心理治疗理论；而如今心理治疗理论已接近 500 种。这些治疗理论或方法的发展顺应时代的潮流，但有些一出现便淹没在大潮中，而有些

[1] 陈家麟，夏燕．专业化视野内的心理咨询师培训问题研究——对中国大陆心理咨询师培训八年来现状的反思［J］．心理科学，2009，32（4）．

[2] G.Gigerenzer. Surrogates for theories. *Theory & Psychology*，1998，8.

则始终走在潮流的最前沿，如精神分析学、行为主义、人本主义、认知主义、多元文化论、后现代主义等思潮。就拿精神分析学与行为主义来说，它们伴随心理学研究的深化与社会的发展而时刻出现日新月异的变化，衍生出更多的分支、派别。例如，精神分析理论在弗洛伊德之后便出现了心理分析学、个体心理学、自我心理学、客体关系学派、自体心理学、社会文化学派、关系学派、存在分析学、解释精神分析、拉康学派、后现代精神分析、神经精神分析等；又如，行为主义思潮也飞迸出各式各样的浪花：系统脱敏疗法、满灌疗法、暴露疗法、厌恶疗法、代币制疗法、社会学习疗法、认知—行为疗法、生物反馈疗法等。一时间，各种心理治疗理论与方法如繁星般以“你方唱罢我登场”的方式在心理治疗与咨询的天空中竞相斗艳，让人眼花缭乱。

那么，我们应该持怎样的态度去面对如此琳琅满目的心理治疗理论与方法呢？对此，我们想以《爱丽丝漫游奇境记》中的一个故事来表明自己的立场：爱丽丝与一群小动物身上弄湿了，为了弄干身上的水，渡渡鸟（Dodo bird）提议进行一场比赛。他们围着一个圈跑，跑了大概半个小时停下来时，他们发现自己身上的水都干了。可是，没有人注意各自跑了多远，跑了多久，身上是什么时候干的。最后，渡渡鸟说：“每个人都获胜了，所有人都应该得到奖励。”心理学家罗森茨韦格（M. Rosenzweig）将之称为“渡渡鸟效应”，即心理治疗有可能是一些共同因素在发挥作用，而不是哪一种特定的技术在治愈来访者。这些共同的因素包括来访者的期望、治疗师的人格、咨访关系的亲密程度等。而且，已有实证研究证实，共同因素对治疗效果发挥的作用远远超过了技术因素。然而，尽管如此，我们认为，各种不同治疗取向的存在还是十分有必要的。对于疾病来说，可能很多“药物”（技术）都能起作用，但是对于人来说，每个人喜欢的“药”的味道却不一样。因此，每一对治疗师与来访者若能选择其喜爱的治疗方法，来共同度过一段时光，岂不美哉？！而且，事实上，经验表明，在治疗某种特定的心理疾病时，也确实存在某些方法使用起来会比另外一些方法更加有效。

因此，在这个越来越多元化发展的世界中，我们当然有理由保持各种心理疗法的存在并促进其发展。美国心理学会（APA）在这方面做了大量工作。APA 对学校开设的课程、受读者欢迎的著作、广泛参与的会议进行了深入的调研，确定了当今心理治疗领域最为重要、最受欢迎、最具时代精神的 24 种理论取向；并且选取了相关领域的领军人物来撰写这套“心理治疗丛书”，这些领军人物不但是相关理论的主要倡导者，也是相关领域的杰出实践者。他们在每本书中对每一种心理治疗理论取向的历史作了简要回顾，对其理论进行了概括性阐述，对其治疗过程进行了翔实的展示，对其理论和疗效作出了恰当的评价，对其未来发展提出了建设性的展望。

这套丛书可谓是“麻雀虽小，五脏俱全”。整套丛书可以用五个字来概括：短、新、全、权、用。“短”是短小精悍，本套丛书每册均在 200 页左右，却将每种取向描述得淋漓尽致。“新”是指这套丛书的英文版均是 2009 年及以后出版的，书中的心理治疗取向都是时下最受欢迎与公认的治疗方法。“全”是指这套丛书几乎涵盖了当今心理治疗领域所有重要的取向，这在国内目前的心理治疗丛书中是不多见的（比较罕见的）。“权”是指权威性，每一本书都由相关心理治疗领域的领军人物撰写。“用”是指实用性，丛书内容简明、操作性强、案例鲜活，具有很强的实用性。因此，这套丛书对于当今心理咨询与治疗从业者、心理学专业学生以及关注自身心理健康的一般读者来说，都是不错的专业和普及读本。

这套“丛书”共 24 本，先由安徽人民出版社购买其中 9 本书的翻译版权，后由重庆大学出版社购买其中 10 本书的翻译版权。两社领导均对这套“丛书”给予高度重视，并提出具体的指导性意见。两个出版社的各位编辑、版贸部工作人员均付出了辛勤的劳动，各位译者均是活跃在心理学研究、教学和实践的一线工作者，具有扎实的理论功底与敏锐的专业眼光，他们的努力使得本套丛书最终能呈现在各位读者面前。我们在此一并表达诚挚而衷心的感谢！

郭本禹

2013 年 8 月 10 日

于南京郑和宝船遗址·海德卫城

丛书序言

有人可能会认为，在当代心理治疗的临床实践中，循证（evidence-based）干预以及有效的治疗结果已经掩盖了理论的重要性。也许是这样吧。但是，作为本丛书的编者，我们并不打算在这里挑起争论。我们确实了解到，心理治疗师一般都会采用这种或那种理论，并根据该理论来进行实践，这是因为他们的经验以及几十年的可靠证据表明，持有一种合理的心理治疗理论，会使治疗取得更大的成功。不过，在具体的助人过程中，理论的作用还是很难解释。下面这段关于解决问题的叙述，将有助于传达理论的重要性。

伊索讲述了一则寓言：关于太阳和风进行比赛，以确定谁最有力量。他们从天空中选中了一个在街上行走的人。风打赌说他能够脱掉那个人的外套，太阳同意了这次比赛。风呼呼地吹着，那个人紧紧地裹着他的外套。风吹得越猛烈，他就裹得越紧。太阳说该轮到他了。他将自己所有的能量照射出温暖的阳光，不一会儿，那个人就把外套脱了。

太阳与风之间比赛脱掉男子的大衣跟心理治疗理论有什么关系呢？我们认为，这个让人迷惑的简短故事强调了理论的重要性，理论作为任何有效干预的先驱——因此也是一种良好结果的先驱。没有一种指导性的理论，我们可能只治疗症状，而没有理解个体的角色。或者，我们可能与来访者产生了强烈的冲突，而对此一点也不理解。有时，间接的帮助手段（阳光）通常与直接的帮助手段（风）一样有效——如果不是更有效的话。如果没有理论，我们将失去治疗聚焦的方向，而陷入比如社会准则（social correctness）中，并且不想做一些看起来过于简单的事情。

确切地说，理论是什么？《美国心理学会心理学词典》（*APA Dictionary of Psychology*）将理论界定为“一种或一系列相互关联的原理，旨在解释或预测一些相互关联的现象”。在心理治疗中，理论是一系列的原理，应用于解释人类的思想或行为，包括解释是什么导致了人们的改变。在实践中，理论创设了治疗的目标，并详细说明了如何去实现这些目标。哈利（Haley，1997）指出，一种心理治疗理论应该足够简单，以让一般的心理治疗师能够明白，但是也要足够综合，以解释诸多可能发生的事件。而且，理论在激发治疗师与来访者的希望，认为治愈是可能的同时，还引导着行动朝着成功的结果发展。

理论是指南针，指导心理治疗师在临床实践的辽阔领域中航行。航行的工具需要经过调整，以适应思维的发展和探索领域的拓展，心理治疗理论也是一样，需要与时俱进。不同的理论流通常会被称作“思潮”，第一思潮便是心理动力理论（比如，阿德勒的理论、精神分析），第二思潮是学习理论（比如，行为主义、认知-行为学派），第三思潮是人本主义理论（以人为中心理论、格式塔、存在主义），第四思潮是女性主义和多元文化理论，第五思潮是后现代和建构主义理论。在许多方面，这些思潮代表了心理治疗如何适应心理学、社会和认识论以及心理治疗自身性质的变化，并对这些变化作出了回应。心理治疗和指导它的理论都是动态的、回应性的。理论的多样性也证明了相同的人类行为能够以不同的方式概念化（Frew & Spiegler，2008）。

我们创作这套美国心理学会《心理治疗丛书》时，有两个概念一直谨记于心——理论的中心重要性和理论思维的自然演化。我们都彻底地为理论以及驱动每一个模型的复杂思想范畴所着迷。作为教授心理治疗课程的大学教师，我们想要创造出学习材料，不仅要对专业人士以及正在接受培训的专业人员强调主流理论的重要性，还要向读者们展示这些模型的当前形态。通常在关于理论的著作中，对原创理论家的介绍会盖过对模型进展情况的叙述。与此相反，我们的意图是要强调理论的当前应用情况，当然也会提及它们的历史和背景。

这个项目一开始，我们就面临着两个紧迫的决定：选取哪些理论流派，选择谁来撰写？我们查看了研究生阶段的心理治疗理论课程，看看他们所教授的是哪些理论，也查阅了受欢迎的学术著作、文章和会议情况，以确定最能引起人们兴趣的是哪些理论。

然后，我们从当代理论实践的最优秀人选中，列出了一个理想的作者名单。每一位作者都是他所代表取向的主要倡导者之一，同时他们也都是博学的实践者。我们要求每一位作者回顾该理论的核心架构，然后通过循证实践的背景查看该理论，从而将它带进临床实践的现代范畴，并清晰地说明该理论在实际运用中情况如何。

这一丛书我们计划有 24 本。每一本书既可以单独使用，也可以与其他几本书一起，作为心理治疗理论课程的资料。这一选择使得教师们可以创设出一门课程，讲授他们认为当今最显著的治疗方法。为了支持这一目标，美国心理学会出版社（APA Books）还为每一取向制作了一套 DVD，以真实的来访者在实践中演示该理论。许多 DVD 都展示了超过六次的面谈。有兴趣者可以联系美国心理学会出版社，获得一份完整的 DVD 项目的清单（http://www.apa.org/videos）。

行为疗法俨然已是最具影响和容易辨认的心理治疗形式之一。它不仅仅是一套治疗方法，而是包括许多聚焦于改变和习得新行为的行为疗法。在《行为疗法》一书中，马丁·安东尼（Martin Antony）和丽莎白·罗默（Lizabeth Roemer）清楚地描绘了统一行为疗法的核心结构，并展示了行为疗法从过去到当代实践的演变。在这个过程中，作者表明了行为疗法实践一直与研究和实证科学的发展保持着一致的步伐。尽管读者可能因为许多当前的担忧，期望本书牢固地将行为疗法作为一种循证实践，但作者在描绘行为治疗师如何调整他们的取向和方法与来访者的文化认同保持一致方面作了杰出的工作。总之，我们非常喜欢阅读这本书，并一再发现我们与作者的观点是一致的。尽管行为疗法是一种经典的心理治疗取向，但我们相信读者在观察行为疗法的当代应用时，会发现新的东西并获得启发。

——乔恩·卡尔森和马特·恩格拉-卡尔森
（Jon Carlson，Matt Englar-Carlson）

参考文献

Frew, J. & Spiegler, M.（2008）. *Contemporary psychotherapies for a diverse world.* Boston, MA: Lahaska Press.

Haley, J.（1997）. *Leaving home: The therapy of disturbed young people.* New York, NY: Routledge.

致 谢

感谢乔恩·卡尔森和马特·恩格拉-卡尔森邀请我们来著写本书，感谢美国心理学会的埃德·迈登鲍尔（Ed Meidenbauer）在编辑过程中的支持。我们也感谢卡拉·福克斯（Cara Fuchs）、萨拉·海斯-斯凯尔顿（Sarah Hayes-Skelton）、苏·奥尔西洛（Sue Orsillo）和米凯·特雷纳（Mike Treanor）对书稿特定部分的有用意见，以及乔希·巴托克（Josh Bartok）、萨拉·海斯-斯科尔顿（Sarah Hayes-Skelton）和大卫·潘塔纳内（David Pantalone）在写作过程中的支持。最后，感谢詹妮·瑞格简斯基（Jenny Rogojanski）在最终的书稿审校方面的协助。

CONTENTS
目 录

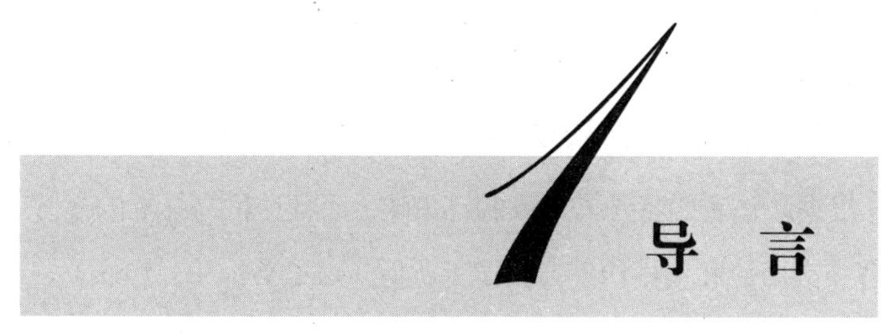

1 导言

C H A P T E R　O N E

行为疗法不是一种单一的、固着的疗法，恰恰相反，它是多样的、不断进化的疗法。治疗师对于他们所使用的策略以及他们对于改变问题行为的最好方法的假设都是不一样的。事实上，贝拉克和赫森（Bellack and Hersen，1985）在他们的《行为疗法技术词典》中就鉴定出 150 多种行为疗法方法，自从 25 年多前他们的大纲出版以后，已经发展出很多增加的策略并经过了检验。行为治疗师们使用的技术范围非常广泛，包括强化疗法、认知重建、暴露疗法、正念冥想、放松训练、问题解决训练、行为放松、生物反馈等诸多技术。行为治疗师也有所不同，他们不仅会选择个性化的目标行为，根据来访者的特殊需求来制订策略，而且在依靠标准的程度上，在每一次面谈和实证治疗方案上都不同（G.T.Wilson，1998）。

治疗师之间关于行为之精神病理学成因的视角也不尽相同。举例来说，在操作性条件反射传统（有时候也被称为极端行为主义）下训练的治疗师假定，所有的行为都有一个功能，适应和适应不良的行为都起源于环境中强化和惩罚的模式。这种方法假定治疗师可以通过改变环境中的应变刺激来促进个体行为的改变。其他的行为治疗师可能会更为关注习得性联想的作用，比如，因为某个环境中发生一些危险的事情，个体对这一特定环境有了习得性恐惧，然后帮助来访者建立一个新的、非胁迫性的联想来应对这些恐惧线索。还有一些行为治疗师可能在他们的工作中吸收了认知策略，将个体的适应不良的信念、假设和预测视为临床问题的一个来源。这些治疗师可能在治疗中直接运用他们的信念和假设，或者通过鼓励新的行为来挑战这些信念。通常，治疗师们沿着这些治疗方法研究下去或者从这些方法中选取一些来研究。

虽然行为治疗师们在治疗方法上有很大不同，但行为疗法有其重要特征，这些特征是行为主义观点之间所共享的，并将其与其他治疗形态区分出来。这些特征包括如下：

■*行为疗法的焦点在改变行为上*。行为疗法的目标包括：增加适应行为的频率、降低适应不良行为的频率、提高个体行为库的灵活性。在行为疗法中，行为（behavior）一词涉及很广泛的范围，包括明显的肌肉运动行为、认知、情绪和生理反应。因为行为疗法的目标被框定在特定行为上（比如，降低惊恐发作的频率、增强社会技能、避免尿床、提高关系满意度），比起那些更加难以操作和测量的目标（比如“提升个人成长”或者“增强洞见”），行为疗法的结果相对容易被测量。

■*行为都是具有功能性的*。从行为的观点来看，所有的问题行为都是有意义的，因为它们与某种期望的结果有关（通常是即刻减少痛苦），或者是基于经验、模仿或指导的习得性联想的结果。行为主义者视行为是可以理解的，避免因为问题而责备来访者，帮助他们理解自己的反应，并学习新的反应方式。

■*行为疗法深植于经验主义（empiricism）*。行为治疗师采用实证的方法来治疗。他们对涉及的变量生成了特定的假说，这些变量被假定是维持目标行为的，他们收集数据来评估这些假说的有效性，他们也在整个治疗进程中使用具有实证效度的方法来评估他们的干预效果。

■*行为疗法得到研究的大力支持*。虽然行为疗法不是得到实证研究支持的唯一治疗形态，但大多数随机对照试验，在评估治疗具体障碍的心理疗法的过程中，都已经以一些类型的行为干预为基础了（有关回顾，参见第 5 章）。

■*行为疗法是主动的*。行为策略一般包括让来访者执行一些活动，比如监控活动或思想，或者参与一些新的活动或实践。举个例子，一个来访者要学习控制压力，可能需要在每周一次的治疗面谈中练习渐进性肌肉放松，同时，在治疗会面的间隔期里每天练习。相对于其他治疗的实践者来说，行为治疗师是起指导作用的，经常给来访者提出意见与建议，在家庭作业的计划上经常合作。事实上，在行为疗法中发生的很多治疗改变都被认为是治疗面谈之间的行为练习的结果。

■*行为疗法强调维持行为的变量*。虽然行为疗法承认问题行为早期发展中过去事件的重要性，但“过去”在维持行为持久不变中只起相对较小的作用。举例来说，对于遭受创伤后应激障碍的来访者，行为治疗师更喜欢使用策略来改变维持来访者当前问题的行为，比如暴露（减轻对恐惧情景、记忆和情绪的回避）、认知重建（转变关于创伤和相关线索的不合理信念）、正念练习（帮助来访者经验和接受不愉快的感受，而不是试图去控制它们）或者渐进性肌肉放松（减少升高的生理唤醒）。相对于一些其他的治疗来说，行为疗法几乎不太会关注早期发展事件对精神病理后期发展的影响。

■*行为疗法是透明的*。在很多案例中，行为疗法理论的基本原理会被清楚地告知来访者，来访者就会彻底明白他们正在使用的策略以及使用每种策略的原因。

■*行为疗法是有时间限制的*。相对于一些其他形式的治疗，行为疗法一般是短暂的，通常持续 10~20 次面谈。聚焦于问题的治疗［例如，Öst's（1997）对于特殊恐惧的一次面谈治疗］可能更短，反之，对于更加复杂问题的治疗通常持续更久（如对边缘型人格障碍的辩证行为疗法可能持续一年或更久；Linehan et al.，2006）。

行为疗法的广度和复杂性一直在发展和增加。曾经是一个依附的干预方法，如今已演变成若干个独立且保有自身特殊性的心理治疗方法，包括以操作性条件反射为基础的治疗、认知行为疗法、辩证行为疗法、接纳承诺疗法，这只是其中几项。这本书提供了行为疗法的一个概述，包括它的历史、理论基础、所使用的策略和技术的范围及其疗效的证明。

2 历史

CHAPTER TWO

大约在 20 世纪中期，行为疗法作为心理治疗的一个学派首次被确立。它的起源很复杂，并受到很多因素的影响，包括与学习过程相关的实验研究和理论的不断发展，以及对精神分析的不满，要知道精神分析可是当时对待精神病理学的最流行的方法。随着科学家—实践家训练模型的建立，心理学领域准备好了接受更加科学的方法来理解和对待心理问题。这一科学家—实践家训练模型开始于 1949 年临床心理学研究生教育的博尔德会议，它强调要将临床心理学家培养成科学家同时又是实践家（Benjamin & Baker，2000）。虽然很多心理学家试图调和精神分析和学习理论（例如，Dollard & Miller，1950），但还是有些人开始放弃精神分析而支持更适合于实验室科学研究的方法。

起 源

虽然正式的行为疗法仅有几十年的历史，但有证据显示好几种策略都是现代行为疗法的一部分，并且在行为疗法系统发展和研究之前就应用得很好。比如，大约 2000 年前，一个叫加伊乌斯·普林尼·塞坤杜斯（Gaius Plinius Secundus）或者叫老普林尼（Pliny the Elder）的罗马学者就把很多蜘蛛放在饮酒者杯子的底部来治疗酗酒，这是现在称为*厌恶疗法*（*aversion therapy*）（Frank，1963）的一个变种。类似地，像模仿、塑造、强化之类的策略被一个法国医学学生伊塔医师（Itard，1962）用来使阿韦龙省的维克托（也以阿韦龙野孩著称）恢复正常生活，这个阿韦龙野孩在18世纪末期长大，直到12岁左右，没有与任何人类交往过。埃文·弗洛伊德（Freud，1919/1950）和珍妮特（Janet，1925）在他们的一些作品中支持运用暴露行为疗法。尽管有像刚才这些少量的记叙存在于文献中，但仍然没有证据表明这些早期作品对行为疗法的发展有任何影响。更确切地说，行为疗法的奠基人应该归功于早期的学习理论家的灵感，像克拉克·赫尔（Hull）、伊凡·巴甫洛夫（Pavlov）、斯金纳（B.F.Skinner）、爱德华·桑代克（Thorndike）、约翰·华生（Watson）等。

在20世纪早期，巴甫洛夫实施了一系列实验，演示了在反复地匹配食物和中性刺激之后，狗可以学习对中性刺激（例如，一道光、一种音调）分泌唾液。这个过程从此被称为*经典条件反射*，虽然它有时也被称作“*巴甫洛夫条件反射*”或者“*应答性条件反射*”（Pavlov，1927）。华生普及了巴甫洛夫的操作，并且第一个开始将经典条件原理应用于人类行为上的问题。举个例子，华生和雷诺（Watson and Raynor，1920）的著名案例研究，演示了一个名为艾伯特的婴儿如何通过白鼠和响亮噪声匹配呈现，而被教会对一只白鼠产生恐惧。华生是约翰·霍普金斯大学的一位实验心理学家，他一般被誉为*行为主义*（*behaviorism*）心理学派的创建人（Watson，1913）。华生只相信研究可观测的行为，排斥不可观测的经验（比如思想或情绪），他认为可观测的行为才是心理学研究的焦点。

在20世纪二三十年代，基于行为原理的干预手段开始出现了。比如，1924年玛丽·科弗·琼斯（Mary Cover Jones）（华生的一个学生）发表了一篇报告，关于她成功地治疗了一个名叫彼得的男孩对兔子的恐惧。这个治疗包括让彼得观看其他孩子和兔子惬意地玩耍，再加上让彼得逐渐接近（最终可以触摸）兔子，直到他不再恐惧为止（Jones，1924）。这个案例就是对行为策略——*示范法*（***modeling***）和*现场暴露法*（***in vivo exposure***）的最早描述之一，这两种策略至今仍在继续使用。几年以后，耶鲁大学的欧瓦·霍巴特·莫勒和威利·梅·莫勒（Orval Hobart Mowrer and Willie Mae Mowrer，1938）开发出警铃和尿垫法（bell and pad），一种基于经典条件反射原理的对待尿床的行为疗法方法。实质上，这个治疗包含了将一块潮湿敏感的尿布垫在孩子的床单下，当孩子撒尿的时候用以引发警铃响起，这样就可以叫醒孩子。久而久之，这个警铃的声音就和撒尿的经验联系在一起了，孩子就学会了在撒尿冲动来临的时候醒来，甚至在他或她失去膀胱控制之前就醒来。现在这个警铃和尿垫法仍然是为尿床孩子所选择的治疗方法（Mellon，2005）。

除了巴甫洛夫、赫尔、华生、莫勒等人在经典条件反射或应答性条件反射中的工作以外，早期行为理论家们还研究工具性条件反射或操作性条件反射范式。举例来说，爱德华·桑代克（Edward Thorndike，1911）关于效果律的著作中讨论了通过改变行为的后果

（比如强化和惩罚）来增加或减少行为发生频率的方法。比如，一个孩子的乱发脾气可能会通过积极强化得到维系，这个积极强化来自对他的爆发所给予的关注。虽然斯金纳（B.F.Skinner，1938）和他的同事们将这些思想发展得更远，但桑代克是第一个论述操作性条件反射过程的。正是桑代克、斯金纳和其他操作性理论家的工作对美国行为疗法的发展产生了最大的影响。

行为疗法在 20 世纪五六十年代

在 20 世纪五六十年代，行为疗法同时出现在南非、英国、美国和加拿大（Franks，2001；Lazarus，2001）。在南非，约瑟夫·沃尔普（Joseph Wolpe）（那个时代的一个医学学生）在心理学家詹姆斯·泰勒（Taylor）、辛西娅·艾德斯坦（Adelstein）和利奥·奥瑞娜（Reyna）的鼓励下学习经典条件反射和学习理论，就是在那个时候，他开始了著名的对猫的条件反射过程的研究（例如，Wolpe，1952）。1948 年，就在他拿到医学博士学位之后，最初是在约翰内斯堡的一个私人诊所里全职工作，尽管，后来他开始在金山大学培养学生，包括阿诺德·拉扎勒斯（Lazarus）和斯坦利·拉赫曼（Rachman），他们很快凭自己的实力成为行为疗法的先驱。沃尔普在约翰内斯堡一直待到 1960 年，那年他接受了弗吉尼亚大学医学院的一个职位。沃尔普是第一批研究用暴露疗法治疗恐惧症的人之一。沃尔普可能是因创立系统脱敏而闻名，这是一种基于他的交互抑制理论的治疗方法，把渐进式肌肉放松与暴露在恐惧对象或情境中的意象相结合(Wolpe,1958)。沃尔普还和他的导师利奥·奥瑞娜（Leo Reyna）一起创办了《行为疗法和实验精神病学杂志》（*Journal of Behavior Therapy and Experimental Psychiatry*）。在沃尔普的监管下，拉扎勒斯完成了他的哲学博士学位，并在沃尔普去美国的时候接管了他的私人诊所（Lazarus，2001）。1963 年，拉扎勒斯做了一年的斯坦福大学心理学客座助理教授，并在 1966 年返回美国，此后一直待在那里。在 20 世纪 70 年代早期，拉扎勒斯发明了多重模型治疗（multimodal therapy），一种涵盖了认知策略和其他方法元素的综合行为疗法。

差不多同一时期，这边，沃尔普活跃在南非，那边，汉斯·艾森克（Eysenck）在伦敦精神病学研究所（伦敦莫斯里医院）集合了一支临床研究者的队伍。他的队伍里面包括好几个行为疗法的先驱，像西里尔·弗兰克斯（Franks）和斯坦利·拉赫曼（Rachman），斯坦利·拉赫曼离开南非的沃尔普团队之后，在伦敦大学艾森克的监管下完成了他的哲学博士学位（拉赫曼最终去了加拿大英属哥伦比亚大学）。1963 年，艾森克创办了第一个行为疗法的主要期刊：《行为研究和治疗》（*Behaviour Research and Therapy*）（或者被称为 *BRAT*），这份杂志至今依然是临床心理学中最高影响期刊之一。当艾森克退休后，拉赫曼接替他做编辑，接着是 G. 特伦斯·威尔逊（Wilson）来接替这个位置。

1957 年，西里尔·弗兰克斯（Franks）离开了艾森克的团队，接受了新泽西州普林斯顿神经心理学研究院心理系主任一职。1966 年，弗兰克斯创建了行为疗法促进协会（the Association for Advancement of the Behavioral Therapies，AABT），并担任该协会的第一任会长。其他创建成员包括约翰·保罗·布雷迪（Brady），约瑟夫·考特勒（Cautela），爱德华·丹格鲁夫（Dengrove），马丁·基特曼（Gittelman），伦纳德·克拉斯勒（Krasner），阿诺德·拉扎勒斯，安德鲁·索尔特（Salter），多萝西·索斯卡德（Susskind）和约瑟夫·沃尔普。弗兰克斯也推出了《行为疗法》（*Behavior Therapy*）（AABT 的官方期刊），并担任其创始编辑。1967 年，AABT 更名为行为疗法促进会（the Association for Advancement of the Behavior Therapy），到 2005 年，这个协会的名字又改成了行为和认知治疗协会（the Association for Behavioral and Cognitive Therapies，ABCT）。

据拉扎勒斯回顾，行为疗法在南非和英国主要受到应答性条件理论的影响（比如，巴甫洛夫的方法），而在北美，行为疗法主要与斯金纳的操作性条件方法紧密结盟。南森·阿兹林（Azrin）（斯金纳以前的一个学生）是创立应用行为分析领域的先驱，同时发展出基于操作性条件反射的一系列治疗方法，包括治疗药物使用障碍的强化疗法。另外一个北美先驱是特奥多罗·艾伦（Teodoro

Ayllon），20 世纪 50 年代末期，他在加拿大萨斯喀彻温省医院开始做研究。他表示操作性原理可以用来改变严重精神疾病患者的失调行为（例如，Ayllon，1963）。艾伦和阿兹林在许多研究和著作中合作，描述他们以*代币制*著称的行为疗法。这种方法可以通过给予个体代币来强化所希望的行为，这些代币后来可以换取奖赏（例如，Ayllon & Azrin，1965，1968）。

根据拉扎勒斯（Lazarus，2001）所述，沃尔普和他的团队一直在用术语条件反射疗法（conditioning therapy）来描述他们的治疗方法。在 1957 年的小组会议上，拉扎勒斯建议用术语行为疗法（behavior therapy）来替代术语条件反射疗法，并且他们开始把自己称为行为治疗师（behavior therapist）。沃尔普在后续的几年内还继续使用术语条件反射疗法（例如，Wolpe，Salter，& Reyna，1964），而拉扎勒斯是第一个在杂志文章中使用术语行为疗法和行为治疗师的。然而，拉扎勒斯不知道的是，术语行为疗法在此前已经被林斯利、斯金纳和所罗门（Lindsley，Skinner，and Solomon，1953）所用，他们在一份油印报告中声称将操作性条件反射用于治疗住院精神病患者（马萨诸塞州沃尔瑟姆的大都会州立医院）（Lindsley，2001）。艾森克（Eysenck，1959）也以印刷的形式独立使用这些术语，并在他 1960 年和 1964 年出版的该主题的书中推广术语行为疗法。即便行为疗法的措辞在美国之外很流行，但是行为矫正（behavior modification）的表达最初在美国更常用，虽然它随着时间而改变。

当代行为疗法：发展至今

几乎在刚刚全面启动的时候，行为疗法的边界就开始在拓宽。传统行为疗法中最有影响力的改变可能就是与认知策略的结合，这最初是由心理学家阿尔伯特·艾利斯（Ellis）发起的。艾利斯的职业生涯开始于一位临床性学家，运用的技术是基于 20 世纪早期的几位内科医生的工作，其中包括伊万·布洛赫（Iwan Bloch，1908）、奥古斯特·佛瑞尔（August Forel，1922）、哈夫洛克·艾利斯（Havelock Ellis，1936）和罗比（W.F.Robie，1925）。据阿尔伯特·艾利斯所说，这些认知策略是指导性的，并且与一些方法有很多共同之处，这些方法后来成为认知行为疗法（CBT）的一部分。比如说，生动的家庭作业里面有心理教育，减少与害羞、罪责有关的信念的策略。艾利斯的灵感也受到约翰·华生及其同事的工作的启发，并公然使用脱敏疗法来战胜自己的公众演讲的恐惧（A.Ellis，2001）。1943—1947 年，艾利斯一直在他的来访者身上用这些认知策略，这是在他受训成为一个精神分析学家并践行新弗洛伊德主义精神分析的 6 年之前。后来，在 1953 年，他放弃了精神分析，1955 年 1 月，他开始进行被他称为*理性心理治疗*（*rational psychotherapy*）的工作，这可能是认知行为疗法的第一个正式体系。1962 年，他把这个疗法更名为*理性情绪治疗*（*rational emotive therapy*），后来在 1993 年再次更名为*理性情绪行为疗法*（*rational emotive behavior therapy*）。

虽然艾利斯是第一个正式把认知策略引进行为疗法的人，但是大量其他重要人物也值得提及，因为他们为认知行为疗法在 20 世纪六七十年代的发展作出了贡献，这些人物包括阿伦·贝克（Beck）（认知疗法的推进者）、唐纳德·梅肯鲍姆（Meichenbaum）、马文·德弗雷德（Goldfried）、杰拉尔德·戴维森（Davison）和迈克尔·马奥尼（Mahoney）（Lazarus，2001）。根据拉扎勒斯（Lazarus，2001）所说，术语认知行为疗法（cognitive-behavioral therapy）第一次使用是 1977 年西里尔·弗兰克斯在《行为疗法年度回顾》（*Annual Review of Behavior Therapy*）中的一篇综述（Franks & Wilson，1977），这篇综述讨论了从行为疗法到认知行为疗法的过渡。许多早期的行为治疗师，像拉赫曼和拉扎勒斯，最终还是信奉了认知策略，虽然他们的导师约瑟夫·沃尔普在其职业生涯中对认知方法都表现出诸多不满（例如，Wolpe，1977）。

行为疗法中另一个重要的进展是对社会学习过程重要性的公认，比如示范或者观察学习。除了通过经典和操作性条件过程获得学习之外，斯坦福大学的心理学家阿尔伯特·班杜拉（Bandura）认为，人们也通过观察其他人获得学习。班杜拉（1969）和他的同事论证了社会学习对于适应行为和不良行为的作用方式。如今，示范法已经成为行为疗法的一个组成部分，就像暴露疗法和社会技能训练一样。此外，班杜拉（1986）在他的理论里强调了认知的重要性，现在他称之为*社会认知理论*（*social-cognitive theory*）。

最近，有时被称为行为疗法的第三次浪潮出现了（S.C.Hayes，

Follette，& Linehan，2004）。在这个背景下，行为疗法的第一次浪潮与斯金纳和华生的工作紧密相连，而第二次浪潮吸收了认知策略，第三次浪潮则强调把接纳作为一种策略来处理不想要的想法、情绪和身体感受，同时也强调个体生活与其重要元素（比如，个体价值观）保持一致的重要性。早先，行为疗法通常并没有明确地强调要关注来访者的个人价值观。

这些方法，有时候被称为接纳行为疗法（acceptance-based behavior therapies），通常包括正念练习和其他方法——设计用来更有助于接纳导向的立场而不是控制导向的立场。这些接纳行为疗法中，举例来说，包括接纳承诺疗法（S.C.Hayes，Strosahl，& Wilson，1999）、正念认知治疗（Segal，Williams，& Teasdale，2002）和辩证行为疗法（Linehan，1993a）。近年来，随着支持这些方法的资料不断涌现，它们急剧地变得盛行起来。

在过去的半个世纪中，行为疗法从一个羽翼未满的心理治疗模型成长起来。当时遭遇了全球盛行的主流治疗方法的极大阻力。现在，超过 20 种以上的科学杂志投身于行为疗法，致力于行为疗法的协会也遍布很多不同的国家（Spiegler & Suevremont，2010）。虽然，在未来的几年中行为疗法将发生怎样的改变还不是很清楚，但是，如果历史是一种预示的话，行为疗法将持续发展下去。

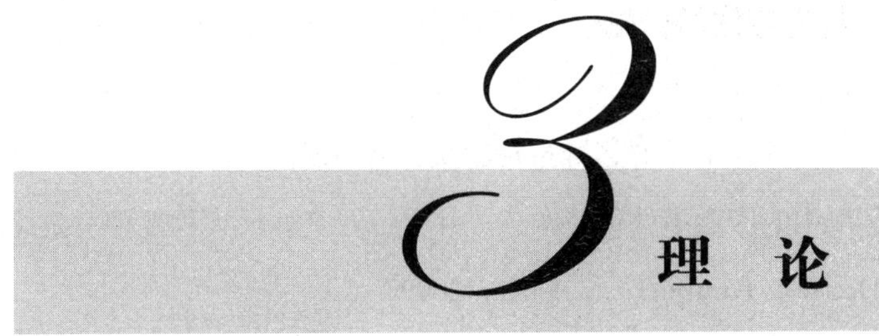

3 理论

C H A P T E R　　T H R E E

对行为疗法的回顾通常更多地聚焦于技术，而不是技术背后的理论。然而，一个人要想很有技巧地实施行为疗法，必须懂得某些特定技术的理论基础和意图。我们就从行为疗法的中心目标开始吧。

行为疗法的目标

行为疗法的中心目标是帮助来访者发展出灵活的行为库，以便对环境中的应激事件保持敏感，并保证对个体最大程度地有效（比如 Drossel，Rummel，& Fisher，2009）。

从行为主义的观点来看，很多临床问题都是习惯化的问题回应模式，这些反应模式由来已久，起因于联想和环境（也包括内在环境，比如，身体感受、思想和意象）中的应激事件，它们使得这些模式在既定的环境中得以维持（这点将在本章后续详细描述）。所以，行为疗法聚焦于辨识当前让问题继续存在的因素，也聚焦于减少问题行为和反应的干预，以增加更多的灵活和适应行为和反应。治疗的一个中心焦点是扩大行为库，鼓励更多替代性的、适应性的行为，提高生活的品质和功能性，而不仅仅是减少症状（Drossel，Rummel，& Fisher，2009）。就是说，行为疗法的目标是帮助来访者参与一系列的行为（这些行为倾向于帮助他们在生活中发挥更多的功能），而不是仅仅减少他们的焦虑或抑郁的症状。

所以，行为疗法的一个首要目标就是小心评估和分析出现的问题，以此来确定问题所发生的情境、导致问题发生的刺激物以及问题持续的后果。这种功能分析（在第 4 章将深入描述）将帮助来访者和治疗师看到，问题回应模式如何出现在对特定线索的反应中，又是如何因特定结果得以维持。它同样也有助于确定问题反应是否为习得性联想的结果、强化的后果，还是来访者的技能缺陷，这些将对干预方法有所暗示。这种分析还有助于确定多重问题是如何相互作用的，这样我们就可以选定治疗目标了，通过影响一个以上的问题来达到最优的治疗效果。虽然人们通常只用线索和应激事件来解释明显的、极其单纯的行为问题（如恐惧症），但这些分析模型也可以用来理解更复杂的反应模式（如那些引起关系障碍的反应模式）。举例来说，一个因为关系问题来治疗的来访者，治疗师首先就会要求他或她去监控那些与伴侣发生互动的时刻。功能分析可以揭示出，来访者体验到拒绝时（来访者的伴侣的行为方式是，正在关注别的事情或看上去有些疏远）会因此感到受伤和脆弱，这时，他或她已经发展出一种习惯化的反应。这个来访者会习惯性地对这些感受表达愤怒，批评伴侣或者大发雷霆地摔门而出，由此降低来访者所经验到的受伤和脆弱，这些行为也就得到了强化。然而，这些行为却增加了其伴侣退却的倾向，这样，交互作用的恶性循环将永久持续下去。这种分析提供了几个可能的干预目标：使来访者了解其对伴侣行为的情绪反应，使来访者了解其对伤害和脆弱的行为反应。如果这对夫妻一起来参加治疗，我们也将对参与者的行为实施分析，同时会提出其他的干预目标。

在行为疗法中，治疗师和来访者共同合作设定具体的治疗目标，治疗师与来访者分享如何来实现这些目标。行为疗法是积极的，因为来访者会参与为他们所设计的面谈和面谈间隔中的练习，帮助他们发展和加强新的学习和新的反应模式，弱化旧的、习惯性的反应方式。如果把重点放在新的学习上，练习将是治疗中最本质的部分，它要求来访者积极地参与治疗。积极参与（actively engaging）意味着来访者赞同治疗的原理和目标是至关重要的。治疗师需要敏感地感受对来访者具有意义的观念和规划。在所有的治疗中，治疗师应该注意和熟悉两个方面：一方面是可能影响来访者如何看待健康、临床问题和治疗目标的一般文化观点；另一方面是来访者及其家庭的具体观点。这些观点将塑造正在发展中的观念和规划。

行为疗法是灵活的和反复的（iterative）。治疗师和来访者会不断地评估干预的影响以及设定目标的持续相关性，会根据干预的效果、对某个个体特定干预的可行性以及正在变化的外部环境来对治疗计划作出修改。行为疗法的科学基础不断对治疗方法的明确特征做出假设检验。功能分析的研究结果总是被当作一种工作假设、持续的评估与反馈，用于重新评估和重新修正这些模型和干预方案，促进个体的最佳功能。

所以，行为疗法的目标是个体化的，它通过治疗关系中的合作来确定和提炼。对于不同的来访者和问题，行为疗法有一个一致的目标，即使其发展出灵活而具有适应性的功能；不过，对于特定的来访者来说，具体的目标又要依据环境以及对来访者最重要的东西而定。行为治疗师是小心谨慎的，并不假定他们知道对于个体来说最佳功能是什么，而是帮助个体检视自己的生活，从而确定什么对他或她来说是最好的。

行为疗法的关键概念

就像前面的章节所提到的，行为疗法是一个很大的范畴，不仅包括广泛的干预策略，而且包括不同侧重点的理论。行为治疗师不同程度地吸纳了许多不同的行为的方法（比如认知、正念）。而且，因为行为治疗师很注重科学探究的重要性，所以这些方法背后的理论经常在科学研究和探索的基础上得到提炼。但是，若干共享的理论假设使得治疗具备了基于行为传统的特征。在这一节里，我们将对这些理论假设作个概述，并讨论行为治疗师之间一些分歧的观点。

理论在行为疗法中起到重要作用，但经常被人们忽略。行为主义者（和认知行为注意者）赋予实证研究的重要性带动了大量标准化治疗方法的发展，这样可以经过仔细的、可控的评估来检验某种特定方法的有效性。尽管这一方法有很多好处，但有一个不好的地方，就是会给人们留下一个印象：行为疗法是一些技术的集合，而不是理解人类行为和最佳人类功能的一种连贯的方式。当一种特定策略不是很适合某位来访者时，对技术的强调会让一个执行干预的临床医生不知所措。对于一个特殊策略背后理论的清晰理解，可以帮助治疗师灵活地开展治疗，在与治疗背后的模型保持一致的同时，对来访者个体的需求也作出回应。例如，一些策略可以进行调整，在文化上与某个来访者更加一致，同时仍然呼应干预的最初意图。举例来说，对于在人际关系中进行自我认同的个体，融入了人物意象的放松，比经常使用孤独意象的放松更能够引起共鸣，这样就会使得这些个体更经常地练习使用意象，并从治疗中更多地获益（La Roche，D’Angelo，Gualdron，& Leavell，2006）。

所有的行为产生于一个功能

行为治疗师的一个核心假设就是产生问题行为模式总是有原因的。就是说，即便对个体来说看上去是一个具有毁灭性的或者具有明确伤害性的行为，比如药物依赖、蓄意自伤或者虐待关系，在个体的行为习得历史的背景中也是有意义的。在行为疗法的背景下，行为（behavior）这个词是指来访者的广泛反应，包括想法、生理反应、情绪反应和隐性行为以及显性行为。使用行为主义的概念化，即使发生了看似不合理的反应，比如：面对明显无威胁的情境所产生的极度焦虑，或者面对明显良性的人际交换所产生的负罪感和羞愧感，这些不合理反应的发生都是因为生理因素和先前的学习经验，这些学习经验使得一个来访者在面对特定刺激时形成了特定的反应类型。这样，令人困惑的行为实际上就可以解释和理解为，是由于早期的学习经验引起的（之后我们将更详细地进行描述）。

所以，行为疗法的一个核心目标就是确定当前问题的潜在功能。这个确定在治疗中起到很多作用。首先，随着治疗师和来访者在一起工作，探究为什么来访者反复出现某个反应或者陷入自己认为的问题行为，这些令人费解的反应开始越来越有意义，而且似乎不那么令人困惑。更重要的是，随着来访者更多地理解自己为何以这种方式反应，他们经常会更少地体验到自责和批评。举例来说，对有长期焦虑史的来访者解释“战斗或逃跑”反应、习得恐惧的路径，以及回避反应的天生具备和后天维持，他们经常会感到焦虑有所减轻。虽然单凭这些理解并不足以改变他们的反应，但经常可以帮助他们减少批评、评判和羞愧——这些东西会加剧他们的焦虑反应，甚至会妨碍他们的人际关系和一般功能。

在行为疗法中，虽然行为主义的概念化带来的检验是一个有活力的成分，但其更重要的目标是确定干预的目标和促进新学习的策略，使之更具适应性和促进成长。对学习原理（在下一章中将更充分叙述）的理解是发展干预策略的一个重要基础，这将最高效地引导来访者走向健康的新学习。

行为是习得的；新行为可以通过早期线索检测和练习习得

行为疗法基于一个假设：个体通过可识别的学习原理，按照他们已习得的习惯的反应和行动来行事。就如第 2 章所述，行为疗法根据详细描述这些学习原理的实证研究发展而来。现代行为疗法同样也以实证研究的最新进展为依据，这些实证研究的最新进展认同了学习原理的复杂性（例如，Bouton，Mineka，& Barlow，2001；Craske et al.，2008）。关于这些原理和复杂性的深入讨论已经超出了本书的范围（参见 Bouton，Woods，Moody，Sunshay，& García-Gutierrez，2006；Craske & Mystkowski，2006；O' Donohue & Fisher，2009），但是我们会提供一个概要，这样治疗师们就可以用这些原理来指导行为疗法的实施了。

通过联想习得

人类和动物都能学会将经常一起出现的刺激物联系在一起。经典条件作用（classical conditioning）指的是将一个中性刺激和一个能够唤起特定反应（要么令人厌恶的，要么具有奖赏性）的刺激物联系在一起的过程。通过反复地与能够自然地唤起既定反应的无条件刺激（US）相配对，条件刺激（CS）就可以成为无条件刺激的一个线索（cue），并引出相似或相关的反应。这个过程显然是具有进化适应性的，因为有机体学习到了，某个刺激的出现就预示着某种威胁或者一些想要的东西可能会出现，并据此作出反应。一旦某个刺激成为条件性的，它就可以通过匹配另一个中性刺激来引发新的学习，转而这个中性刺激就可以跟条件刺激联系在一起，诱发相似或者相关的反应。[1]通过这样一个高级条件反射的过程，更多的刺激可以跟想要的或者不想要的结果联想在一起。同样，通过刺激泛化，类似于条件刺激的刺激可以成为习得的线索，这样，最终一个广泛的刺激序列联系在一起，唤起类似的反应。举例来说，对于鲜红色衬衫的习得性恐惧可以让一个人对环境中的任何红色都产生焦虑或者恐惧的反应。

有一位叫莫妮卡的来访者，她的案例可以用来诠释这些原理。莫妮卡在治疗报告中说，她在社会情境中感到焦虑和不安。对她的功能分析包括：观察她的症状、探究上周她焦虑的特殊事件，以及当她和看上去或听起来比较挑剔的人打交道时，她带有的生理唤醒和焦虑想法是怎样的。她描述在她成长过程中，她的父亲是非常挑剔的人，他会为一些事情批评她之后把注意力转向其他人或者走开。在这个例子中，父母一方的关注及情感的撤离是一个条件刺激，很自然地引发了孩子的恐惧。这个条件刺激和父亲的批评相匹配，导致莫妮卡对她父亲的批评很焦虑，因为她预期到了父亲的注意力和情感的转移。渐渐地，这些联想被泛化，她开始对任何感觉

[1] 最初，这个学习过程被认为是包括学习对一个刺激作出反应，因为这个刺激和另一个刺激联系在一起，自动引发了那个反应。但是，大量的研究证实在先前的中性刺激和无条件刺激之间的联系也是习得的，而且这种联系也是在相匹配的环境中习得的（Rescorla，1988）。另外，从条件反射来说，条件刺激比无条件刺激导致的反应更加多样和有差异，这种条件反射对于无条件刺激的可能的结果是有准备的，并且和条件刺激的特性相匹配（Rescorla，1998）。虽然，经典条件反射经常继续被描述为习得反应，但术语习得联想（*learned associations*）从技术上讲更准确地描述了这种学习。

到的挑剔都有类似的反应，导致她在一个广泛的社会情境里总感到焦虑。

人们特别倾向于习得威胁信号，因为这是在辨识潜在的伤害和危险标记时，人类进化出来的一种适应性，这样，人们就可以躲过这些伤害或者危险。此外，有些人可能从生物学上就倾向于更容易、更牢固地习得威胁，所以也更倾向于焦虑（e.g.，Lonsdorf et al.，2009）。先前受到威胁的经验，或者重要榜样恐惧行为的示范，都会使一个人更加容易习得恐惧信号，从而泛化反应（Mineka & Zinbarg，2006）。生物学上的、先前经验以及模仿在其他类型的学习（比如，酒精和药物的强化性质）中也起到了作用（例如，Enoch，2007）。

联想学习的最初模型认为：习得性联想（对条件刺激）下的条件可以被消除，这样一个有机体就不再对条件刺激作出反应了，即使它和无条件刺激联系在一起。更进一步的研究指出，消退（extinction）这个词是不太恰当的，因为事实上联想就不是非习得的，相反，新的、竞争的、无威胁的联想是习得的。所以，在恐惧条件作用的情况中，反复地暴露在没有无条件刺激的条件刺激下，将导致有机体对条件刺激的新的无威胁的联想，这样恐惧就不再是支配性的反应了。因此，消退可以被认为是一种抑制学习（inhibitory learning）（Craske et al.，2008），是一种抑制了之前联想学习的联想。瑞思考勒和瓦格纳（Rescorla and Wagner，1972）表示，当期待的结果和发生的结果有差异的时候，学习是一种顺应（adjustment）。所以，消退试验促进了新的学习，因为预期的联想没有发生，那么，条件刺激就可以和“非无条件刺激”联系在一起了，而不是和无条件刺激联系在一起。

波顿等人（Bouton et al.，2006）最近回顾了文献，文献中认为条件联想和那些很可能导致消退和抑制学习更牢固的条件，都不是不经学习而来的。动物研究证实，即使在恐惧联想广泛消退之后，这些联想依然会通过以下途径继续出现：（1）重新生效：当条件刺激出现在与消退试验不同的情境下，对条件刺激的习得性联想又回来了；（2）自然恢复，对条件刺激习得的联想随着时间推移又回来了；（3）恢复（reinstatement），在无条件刺激单独出现之后，紧跟着出现条件刺激，对条件刺激习得的联想就又回来了；（4）快速重新获取，对先前消退的条件刺激的联想在新的条件试验中习得特别快。所有这些现象说明，尽管有成功的消退，一个习得的恐惧联想仍然会维持下去。波顿等人把这些研究成果当成一个证明，证明消退学习是发生在具体情境中的；从进化角度来看也讲得通——人们很容易学习恐惧信号，然后泛 化，但是对恐惧刺激的抑制反应的学习还是更具情境性的。这说明了一个重要的生存功能，就是一个人不会过早地学习到一个既定刺激是安全的，仅仅因为它在特定情境中是安全的。然而，它使得习得的恐惧会重现，这对治疗师在治疗中预防复发很重要，所以来访者要准备好会复发，并能够继续接近所恐惧的刺激，促进消退学习在更多情境中更加牢固。研究者还提议，在消退试验中恢复信号的呈现可以帮助消退（或抑制学习）推广到不同的新情境中（Craske et al.，2008）。

虽然联想学习经常被描述为对外部刺激的习得联系，但是同样有很多证据证明，有机体可以学习对内部刺激联想（这部文献的更多回顾在惊恐障碍的案例中找到，参见 Bouton et al.，2001）。因此，人们自身的内在感受也会成为威胁信号，使他们用焦虑来回应，这样又加强了这个信号，潜在地就导致了焦虑和恐慌的螺旋上升。从行为主义的视角来看，思维也可以跟无条件刺激联想在一起。同样，对于创伤事件的思维和记忆可以引发创伤后应激反应，即便这个事件本身并没出现。思维也可以有奖赏性的联想，以至于饮酒的想法可以导致酒精成瘾的个体产生强烈的条件反应。因为这些内在的信号超出了人们的操作性控制（他们并不能完全避免想喝酒的想法或者焦虑的感受），这些联想尤其容易导致临床问题。因此，学习对这些信号的新的联想就是一个重要的治疗目标（就是学习对它们不作习惯性的反应，后面将讨论）。

通过结果习得

行为的概念化和干预也基于这一条原理：有机体通过他们行为的结果来学习。操作性学习的原理认为一些结果（比如那些想要的）将会增加一个既有行为的频率，或者强化这个行为；而另一些结果（比如那些不想要的）将会减少既有行为的频率，或者惩罚这个行为。因此，任何频繁的行为都被假定确实与有机体想要的结果联系在一起，即使是明显被假定为惩罚的结果。举个例子，一个孩子发现吸引老师的注意是其想要的，就会持续地在班级里捣乱，因为他或她在捣乱之后受到的注意增加了这一行为的频率，即便老师给予注意是想减少这种行为的频率。

操作性学习的好几个方面都非常有助于理解来访者身上常见的困难。首先，紧随其后的结果一般比延迟的结果对行为有更强的影响。而且，这从进化角度来说也讲得通，因为更接近一个既有行为的结果更容易跟这一行为有因果关系。然而，这点通常会导致习惯性的行为，这习惯性的行为会带来破坏性的长期结果，尽管紧接着的是想要的结果。药物使用就是这些原理的经典诠释。通常使用药物带来很多想要的最初结果，比如增多的积极效果、减少的悲痛以及带来社会联结。这些是很强有力的应急事件，使得减少使用的频率非常困难,即便是个体意识到使用之后有很多有害的长期影响(比如，关系问题、职业问题和健康相关问题）。联想学习也在药物使用中起到作用，广泛的信号和药物使用联系在一起，然后引发难以忽略的渴望。

强化物和惩罚物是根据它们作用于行为的效果来定义的（比如它们是否分别增加或减少了行为的频率）。一个人并不能假定既定结果必然地充当强化物或者惩罚物，因为这个特定结果的价值是由个人决定的（并且很可能是基于学习史的）。所以，一个结果对一个个体可能起强化作用，因为它们之前和其他有价值的刺激相联系，但对另一个个体也可能毫无意义，或是惩罚性的。在之前所举的例子中，一个经常从成人那里得到积极关注的孩子，因为不当行为受到斥责的负面关注不太可能会是强化性的，而可能产生老师所希望的惩罚效果。特定的面部表情和音调对一个人来说是强化的，是因为这个人将它们和有爱心的父母联系在一起，但对另一个人来说可能是惩罚性的，是因为这个人的虐待性的父母也有着类似的表达模式。

操作性术语经常混淆和被误用的一个词语就是正向的（positive）和负向的（negative）。正向强化（positive reinforcement）是指在一个行为之后出现某些东西，能够增加这个行为再次发生的可能性（比如，在卖掉一辆汽车之后收到佣金可能提高一段时间的销量），而负向强化（negative reinforcement）是指在一个行为之后移除某些东西，同样增加这个行为再次发生的可能（比如，在吃药以后头疼有所减轻，会久而久之就会增加药物的使用来对付头疼）。通常，人们会错误地使用负向强化，实际上他们的意思是惩罚，或者使某个行为再次出现的可能性减小这样一个结果。

负向强化经常是临床相关行为的一个功能。个体经常采取能够减少和消除他们痛苦感受或想法的行为，所以，负向地强化了这种行为，使得他们更有可能再次采取这种行为（对经验性回避的广泛评论将其看做是临床问题的普遍功能，参见 S.C.Hayes，Wilson，Gifford，Follette，& Strosahl，1996）。举例来说，对威胁信号的一个自然的行为反应就是逃跑或回避它们。由于个体体验到即刻的焦虑降低，这个行为便得到了负强化，使得避免的行为更可能再次发生。然而，这种回避通过干扰之前所描述的消退学习或抑制学习的过程而使得恐惧得以持续。用这种方式，个体会继续体验到焦虑，这种焦虑不是来自真实的威胁信号，而是与过去的威胁相联系的信号，因为他们的习惯性回避妨碍了对这一信号的非恐惧联系的任何新学习。如前所述，药物滥用可能由于最初的焦虑、抑郁、愤怒或其他痛苦情绪的减少或消除而被负强化，导致个体更容易再次喝酒或者用药。事实上，治疗之后，酒精使用不再那么厉害，跟负向效果的增加显著联系在一起（Witkiewitz & Aracelliz Willarroel，2009）。类似功能也被推荐到饮食障碍行为和蓄意自伤行为（一个回顾，参见 Roemer & Orsillo，2009）。

实证研究的结果显示，广泛的、灵活的行为库比狭隘的、死板的行为库更具适应性（Drossel，Rummel，& Fisher，2009）。广泛的、灵活的行为库允许发生新的学习，即便环境变了，一个有机体也可以表现最佳功能，这样，跟发生在先前的学习经验中相比，一个既有行为的结果就会有所不同。临床问题可能被概念化为死板的、狭隘的行为库，对这些行为库的扩张是必需的，可以帮助个体采取被其环境自然强化的行为。举个例子，当妈妈的愤怒可能升级为暴力的时候，乔在对愤怒的沟通中学会了撤离，这是一个适应性的成长。然而，和他的伴侣在一起时，当他察觉到即使是一丁点儿恼火，他现在就撤离，这个又被他的伴侣经验为排斥，从而升级了他的负向情感体验，推动了这对夫妻痛苦的循环。如果乔可以学习扩大他的行为库，那么当他感觉到他的伴侣恼火的时候，就可以用直接沟通来替代了，这种新行为又被不断增加的亲密和合作所强化，反过来又减少了这对夫妻的痛苦。这样，新行为就既被正强化，又被负强化了，这样，随着时间推移，它将逐渐变得越来越容易出现。

信号也跟操作性学习有关。一个与导致特定结果的既有行为联系在一起的鉴别刺激，会成为显现或抑制目标行为的信号。这样，与一个可能强化特定行为的父母或老师在一起时，个体可以学习用特定的方式表现；与一个可能惩罚特定行为的父母或老师在一起时，个体可以抑制这些行为。对信号和环境敏感的行为模式尤其可能是有问题的，并且经常成为临床咨询的源头。在乔的案例中，他从母亲那里习得的行为成为一个泛化模式，他对他伴侣呈现出来的信号并不能作出特定的回应，这恰恰表示另一个不同的行为将会是适合的。

当和乔工作的时候，治疗的目标是帮助他发展新的行为，这些行为对他伴侣的新奇刺激比较敏感。对于其他的来访者，目标就是减少刺激和行为之间的联系。举例来说，很多具有经验性回避功能的行为都是被内在刺激提示的，比如被唤醒、焦虑的想法或者负向感情。久而久之，个体就学会了对这些信号作出行为上的一贯反应，在这些行为之后紧随着至少是轻微的痛苦减少，这又更进一步地强化了行为。然而，这些行为会引起长期的困难，包括维持条件性焦虑，就如之前提到过的。所以，治疗可能聚焦于对信号（内在和外在的）的暴露和对习得反应的干预或反应干预。举个例子，贾米拉报告了反复发生的强迫性思维，即细菌在她们家引起了疾病，而用强迫清洁来习惯性地回应这些想法。在治疗中，她慢慢学习去关注这些想法和她想去清洁的冲动，但却不能用清洁去回应它们。随着时间推移，虽然她仍然时不时地有这些想法，但它们并没有很紧密地和清洁的冲动绑在一起，而且她完全可以投入到她生活中其他的方面。

早期信号检测是新学习的一个重要元素。随着回应的习惯模式被识别出来，治疗师和来访者运用监控和对前一周的回顾来识别这些行为模式的早期信号。当回应模式在循环中被越来越早地识别出来，就更容易练习可供替代的行为和发展出新的反应模式。举例来说，如果一个来访者注意到了他的肩膀体验到紧张，那么在那一刻实施放松疗法就会更容易，如果他要等待他的焦虑想法和反应螺旋上升为更高一级的焦虑，那就要麻烦得多。在这个循环中的任何一点都可以练习新的反应，但是更早地应用会更容易得到想要的结果，从而强化新行为。

行为治疗师通常强调强化策略而反对惩罚策略，这里有很多原因（Drossel，Rummel，& Fisher，2009）。首先，惩罚通常和负向情绪反应相联系，这又会让人联想到实施惩罚的人。所以，惩罚可能在治疗关系中有负面效果。而且，惩罚也只是减少了行为的频率，并没有促进替代性的适应行为。所以，惩罚更进一步地使行为库狭窄了而不是拓宽了。每一个行为之所以发生在既定的情境中，就是因为它们和强化物的联系比它们和惩罚物的联系更强，也因为替代的行为和强化物的联系更弱。因此加强与一个可选的、不相容的行为的强化联系也将减少目标行为的可能性，而不需要引进不太想要的与惩罚相关的人或物。

如前所述，产生影响的强化物的性质，对个体来说是特定的，对既定情境来说也是特定的。对于确定有可能增加想要的行为的频率有什么结果，谨慎的功能分析是必需的。自然强化物比仿真或人造的强化物更加强有力，因为它们更容易出现在来访者的环境中，并将在治疗外帮助来访者维持新行为。社会强化物——或者来自他人的关注、致谢、表扬和认可，是特别有力的强化方式，因为人们自然地寻找这些结果，而且它们自然地发生在人们的环境中（Spiegler & Guevremont，2010）。然而，科伦伯格和蔡（Kohlenberg & Tsai，1995）提供了一个有效的临床佐证，关于社会强化物在治疗中是如何也能成为人造的或仿真的。当与一个表达愤怒有困难的来访者工作时，治疗师可能会倾向于对愤怒的表达予以微笑的回应，并说“我很高兴你和我分享了那些感受。”然而，在来访者的生活中不太会有人对此类沟通做出类似的回应。但是，如果治疗师致力于来访者愤怒的源头，并试图一致地处理它，这种更加自然的可能性（contingency）将被保持在来访者的生活中。

当行为的正向结果是长期的，并且不是自动地影响行为时，治疗可以被用来增加这些行为的强化价值。从行为主义的视角来看，对行为的强化价值的改变是提升动力的一种方式（Drossel，Rummel，& Fisher，2009）。举个例子，动机访谈技术（Miller &

Rollnick，2002）是帮助来访者识别现有行为与长期目标或价值不一致的方式。这个过程将可能有助于减少目标不一致行为的强化特征（比如回避社会交往或者过度饮酒），同时增加目标一致行为的强化特征（比如，开始社会接触或选择不去喝酒）。同样，价值澄清，是接纳承诺疗法的一个元素，也是其他以接纳为基础的行为疗法的元素（比如，K.G.Wilson & Murrell，2004），它帮助来访者识别什么对他们来说有个人意义（比如对一个家庭成员保持回应，或者追求一份智力上有挑战性的工作）。与意义的连接可以提高行为的强化特征，这些行为（比如坐下来写东西）并没有被立即强有力地强化，同时也抑制了更容易被强化但被个体认为不太有价值的行为。

有趣的是，人们自己的行为可以被当做其他行为的强化物。普雷马克原理（Premack principle）指出一个一致的发现，低频行为之后肯定发生的高频行为将增加低频行为的频率（Premack，1965）。举例来说，假如我们在写这本书的时候发现，坐下来写作是一个低频行为，而查收邮件是一个高频行为，如果我们打算在写作 60 分钟之后才查收邮件，查收邮件就会强化我们的写作行为，我们就会开始更高频地坐下来写作。施皮格勒和格纹蒙特（Spiegler and Guevremont，2010）提供了一个精神病患者的例子，她不参与任何社会行为，仅有的频发行为就是坐在椅子上。当医院的工作人员引进了应急方案，她只能在参加某类社会互动之后才能坐在椅子上，然后渐渐地增加坐在椅子上所需要的社会互动的时间长度（开始是 2 分钟），3 周内，这个病人花在交际上的时间比坐在椅子上的时间增多了。

不同的强化安排产生不同的回应模式。持续的强化，或者每当行为出现时就强化，对于新行为的习得最有帮助。然而，一旦某个行为已经建立，那么间歇性的强化，或者仅仅当行为出现的某些时候进行强化，则会导致更加牢固的行为，这一行为更容易随时间推移而持续下去并出现在不同的情境中。一个间歇性的进程安排与人们生活中自然出现的强化是类似的。通常，一个问题行为的持续可以通过过去间歇性强化的经验而得到理解。举例来说，人们经常在结束一段关系上存在困难，因为这段关系中偶尔是极其正向的（因此有很强的强化作用），尽管更长的时间是负向的（因此没有任何强化作用）。这个现象可以有助于解释人们为什么留在虐待关系中——在虐待爆发之后往往有一个“蜜月期”，这是非常有力的强化，导致受害者停留在关系里面。

当试图去拓展来访者的行为库时，个体展示既有行为的能力也是重要的考虑因素。通常使行为库变窄的学习史也不能促进重要技能的学习，比如情绪觉察和调节（cf. Linehan，1993a）或者社交技能。这些技能缺陷又进一步阻碍了新的学习，因为对来访者来说，靠其自身环境自然强化的方式来行事是困难的。假若这样，对技能的指导也是治疗的一个重要部分（在第 4 章中阐述）。但是，我们并不能在教学指导中获取人类自然地回应社会情境中的精细刺激（Drossel，Garrison-Diehn & Fisher，2009），所以行为学习是技能训练的一个重要方面。此外，对于完成一个技能，自然强化物（比如，在来访者描述情绪体验的时候给予理解的表达）比人工强化物（比如，言语的表扬）更加有力，尽管人工强化物在建立一个新的学习行为时也是有用的。

通过观察习得

早期行为疗法都聚焦于将直接经验看作学习的主要来源。但是，班杜拉（1977b）指出个体可以替代性地学习，就像从直接经验中学习一样。大量研究证明，联想学习和操作性学习都可以通过观察发生。一组经典研究显示，即使是猴子，也可以通过观察另一只猴子对刺激的恐惧反应来学会将恐惧和刺激（这里指的是蛇，当一只实验室饲养的猴子先前没有任何跟蛇有关的经验）相联系（M.Cook，Mineka，Wolkenstein & Laitsch，1985）。在一只猴子还没有接触恐惧模仿之前，如果它观察了一只猴子对蛇并不是恐惧的反应，那么这只猴子也可以被灌输抵御恐惧的学习，这表明了模仿也可以灌输抵御恐惧的学习（Mineka & Cook，1986）。这些研究成果（和人类文献的一致研究成果）表明，个体可以学会对特定的情境和信号恐惧，是因为从父母或他们生命中有影响力的其他人那里模仿来的，如果他们生活中的人对潜在的威胁信号和情境示范接近的行为，他们也可以学会对信号和情境不害怕。

班杜拉的经典波波玩偶（Bobo doll）研究揭示了操作学习也可以被观察学习。在一项研究中（Bandura，1965），孩子们观看一部影片，在影片中模特对波波玩偶表现出攻击行为，这种攻击行为或被强化，或被惩罚或没有意外事件发生。在接下来的自由玩耍阶段，那些观察到模特行为被强化的孩子们更倾向于模仿攻击行为，观察到模特因此被惩罚的孩子则不太会这么做。这些研究结果通常证明了，对某些人来说，目击了攻击行为将会导致攻击行为。更广泛地说，一个人由观察他人而获得学习的能力，将会导致他人对个体发展出来的行为模式产生潜在的重要影响。观察学习也解释了社会影响的一个机制，因为媒体影响提供了要被强化的行为模范、要被惩罚的行为模范，以及那些社会上对强化物拥有更多控制的特质。

言语学习

虽然很多行为原理都可以在动物和人类身上进行研究，但是语言很明显是人类经验的一个重要方面，它在学习中的作用也需要被提到。人类可以仅仅通过他们所信任的人的描述来学习关于联系和结果。这种规则学习可以使个体表现出从没有在自己生活中参与过的行为，也可以抑制表现其他的行为，即使没有经历过任何基于突发事件的学习。虽然这种从教导中获得学习的能力是适应性的—— 一个人没有经历被汽车撞或者目击有人被汽车撞，也可以学会左右张望着过马路——但是它也呈现出一些潜在的挑战。

规则（rule-governed）的学习特别容易对突发事件迟钝，以至于一个人在没有经历那些突发事件时，也会继续被关于意外事件的信念所指引，事实上，这些意外事件可能是不准确的（这段讲话的回顾，参见 S.C.Hayes，Strosahl，& Wilson，1999）。如果规则教导一个人不要表现某些行为，这个人就不会直接经验到这些行为会有多令人满意。治疗的目标之一通常是帮助来访者认识到他们是按照他们被教导的去表现，但那并不符合他们自己对突发事件的经验。举例来说，在多米尼克的成长过程中，他的父母明确地教导他，情感上的脆弱会招致其他人的蔑视，应当避免。结果，他形成了在生活中对他人隐藏情感痛苦的模式。每当一些苦恼的事情发生时，他没有对此作出一个情绪反应，从而收到了来自父母的表扬和更多的喜欢，于是多米尼克因为他的“情感力量”得到了强化。到了成年，多米尼克努力地培养亲密的人际关系，但他的父母和朋友时常说，他们发现多尼米克表现得有些疏远或不亲密，这使得他们感到与他有种距离感。在治疗中，多米尼克表达了情绪亲密的强烈愿望，并对其他人对他的反应感到困惑。但是，当他开始识别自己痛苦发生时的回应模式，他便能够看到自己重复出现的思维，诸如“人们并不喜欢围着一个情绪低谷的人”或者“没有人想要看到我情绪崩溃”。这些是父母教给他的规条，并一直指引他的行为，即便他周围的人明确地指出这些将不再适用。当他越来越意识到这点时，他开始尝试新的行为，比如和他生活中的人分享情绪反应。这些新的行为被不断增加的亲密感所强化，这种亲密感帮助他进一步发展和巩固这些新的、更具适应性的行为模式。

规则指导的行为可能对不断变化的突发事件是僵硬的和非回应性的，所以它可能是有问题的。但是，言语指导可以在不断变化的回应模式中起到作用，帮助建立新的、更灵活的模式。在治疗中，来访者和治疗师可能提出假设，行为改变对个体来说应该是更具适应性的和满足性的。这种言语上的假设可以帮助来访者实施新的行为，并抑制对特定信号的习惯性行为反应。这些改变最终将需要环境的强化才能得以留存下来，变得更适应、更灵活，但是言语指导在初期行为改变中会比较有用。

学习史的作用

虽然功能分析的焦点是当前的、维持行为的因素，但是强化的历史在理解现在的临床问题上也起到重要作用。举个例子，大量关于动物和人类的研究证实，对操作性行为的不强化这一历史对当前的不作为起到作用。在一项经典的研究中，狗被暴露在不可逃脱的电击中，当它们按动杠杆时，它们所受到的电击并没有终止。而当它们被放到一个新的环境中，可以逃脱和避免电击，但它们却躺在那里发出呜呜声，它们学习到自身的行为并不能控制电击的发生（Overmier & Seligman，1967）。这种习得性无助为解释抑郁症状提供了有用模型。曾经经历过对自身行为极少的正向或负向的强化的人，很可能学会不去从事操作性的行为，变得行为上无作为，通过减少与潜在强化物的任何接触来使抑郁症状持续。行为激活（在

第 4 章中描述）是一个针对习得性无助的治疗方法，通过促进增加的行为和增加行为与强化物之间的接触来实现。这个模式同样有助于理解边缘群体的潜在的心理后果，他们长期体验到对强化物缺乏控制，并把这种失控视为系统压迫的结果。

大量研究也证明先前学习史在焦虑症发展中起到重要作用（一个评论，参见 Mineka & Zinbarg，2006）。举例来说，在没有无条件刺激的情况下，先暴露于一个可能的条件刺激，可以种下抵御恐惧发展的疫苗。研究发现，之前与牙科医生之间有过更多非创伤性体验的孩子，比起那些与牙科医生之间有更少非创伤性体验的孩子，在一个负向事件之后更不容易发展出牙科焦虑症（Kent，1997）。这项研究结果和之前描述的观察学习研究的结果是一致的，在观察学习的研究中，通过先前被暴露在非恐惧的模式下，猴子被种下了抵御恐惧蛇的疫苗（Mineka & Cook，1986）。此外，对强化物的掌握和控制的历史也可以帮助种下抵御恐惧情境发展的疫苗。在一项经典研究中，明纳卡、贡纳和钱普博克斯（Mineka，Gunnar，& Champoux，1986）发现，同是几个月大的猴子，对食物和水有很好控制的猴子比那些对强化物没有很好控制的猴子显示出更少的恐惧和更多的探索行为。

认知在行为疗法中的作用

认知的作用，一直是行为治疗师们之间一个重要的讨论话题。起初，像第 2 章里说的那样，行为疗法主要聚焦于人类行为的动物模型，在理解临床问题时主要关注刺激、反应和结果。当学习模型发展并壮大起来时，更多的关注点放在了认知建构上，比如注意力和记忆。一些理论家（如班杜拉）指出，个体对在特定情境中将要出现的突发事件形成了一些预期，更普遍的是，这些预期在学习过程中也起作用。临床问题也可以部分地被理解为特定预期的发展所产生的一种结果，这些预期会限制适应行为的产生。一些理论家也指出，线索和结果或者它们的刺激价值，对个体的行为有着重要的影响。

习得性预期（基于先前的直接经验、模仿和言语指导）通常在行为模仿中起到重大作用。习得性预期包括与外部环境相关的预期（比如其他人是如何对特定人际行为作出反应的，或者个体的预期对其所处环境产生的作用），也包括与个体有效回应环境的能力有关的预期。班杜拉（1977a）的自我效能理论认为，个体的行为是受到与其参与某些任务之能力（胜任力）有关的预期的影响，还受到这些行为之结果的影响。所以，个体学会了预期他们在环境中是起作用的还是不起作用的，而且这种预期还会影响他们将来的表现。根据班杜拉的理论，直接经验对自我效能将产生最有力的影响，尽管模仿和社会劝导也将影响个体的自我效能。很多行为策略（比如暴露疗法、行为激活）都可以理解为通过鼓励来访者的经验来增强他或她的自我效能，这些经验证明了他或她有能力参与被环境中的突发事件所强化的行为。

正如第 2 章中回顾的，很多行为治疗师都把他们的模型扩展到一个包括更宽泛的术语认知 - 行为疗法（cognitive-behavioral therapy）之下，这一点克拉斯克有深入的描述（Craske，2010）。在这把大伞下，治疗师们同意了大量关于认知作用的观点。从传统的行为角度来说，思维是功能分析的一部分，但它们并不在任何一个组成部分之上享有特权（比如行为或感受；Drossel，Rummel，& Fisher，2009）。换句话说，思维并不是必须的原因，而是像其他任何行为一样体现了一种功能。言语学习的行为理论最近通过关系框架理论得到了进一步的发展（Hayes，Barnes Holmes，& Roche，2001），关系框架理论描述了人类学习双向关系的途径，这样内部刺激（如思维和意象）就与它们所代表的事件起到同样的作用。照这样说，“我是不可爱的，并将孤独终了”这样的想法，与实际经验到的排斥和社会孤立，可以引发相同的回应，并以类似的方式影响行为。

信息加工理论也是在认知行为理论的名义下得到发展。这些模型通过吸纳关于注意、编码和检索的研究，将意义元素作为学习的重要部分，扩展了传统的刺激、反应和结果模型。例如，焦虑的信息加工模型指出，对威胁信号的关注偏爱以及将不明确的情境理解为危险的解释偏好，危险地提高了焦虑个体遭遇威胁的频率，然后进一步加强了他们的焦虑反应，并阻碍了学习新的无威胁信息的可能性（评论参见 McNally & Reese，2008）。

福阿和科扎克（Foa & Kozak，1986）的情绪加工理论在焦虑症的行为疗法中是特别有影响力的信息加工模型。福阿和科扎克从信息加工研究和理论中获益，并扩大了恐惧学习的刺激反应概念模型，他们提出，恐惧联想发生在一个包含刺激、反应和意义元素（比如“我将要死去”“我不能容忍这种感受”）的恐惧网络中。根据这个模型，条件性体验使得这些元素之间彼此相连，经验了其中一个就会使得另外两个元素也发生效用。回避阻碍了新的学习，使得这个网络中与恐惧相关的元素，在没有其他竞争性的非恐惧的联想来调节反应的情况下，依然很紧密地联系着。根据这个模型，成功的治疗应该是包括充分激活这个恐惧网络，并吸收新的正确的信息。这个情绪加工过程将带来恐惧网络的改变，这样元素就可以跟非威胁的反应和意义相联结了，减少了恐惧反应。福阿和科扎克认为成功暴露的标志有（a）最初的恐惧反应（意味着激活恐惧网络），（b）面谈和面谈间隔中恐惧反应的减少（意味着接收了正确的信息）。然而，这个理论的最新发展指出，事实上，在面谈中接收到新信息并不一定带来恐惧反应的减少，（Foa，Huppert，& Cahill，2006）。在他们对暴露研究的大量检阅中，克拉斯克等人（Craske et al.，2008）指出，信息并不总是和提出来的成功暴露的标准相一 致。这些作者反而觉得暴露疗法是有效的，因为它提供了一个抑制学习的机会（通过发展出相抵触的，与非威胁相关的联想），也提供了一个机会发展对恐惧和焦虑的承受力。

其他认知行为理论在进化中把想法归纳为临床问题的一个成因。根据这些模型（比如Beck，1976），事件引发了某些信念或自动思维（经常基于思维的歪曲化，比如过度概括或二分法思维），然后又产生情绪和行为。这些信念和自动思维被认为根植于个体的心理模式，包括影响情绪和行为的假设和预期，这些假设和预期通过影响信息被感知、编码和回忆的方式来影响情绪和行为（Beck，1993）。这些认知理论强调不断增强的对自动思维的觉察很重要，鉴别它们所呈现出来的扭曲，并质疑它们，以改变随后的结果也很重要。从这种传统出来的治疗师投入到广泛的临床策略（第 4 章将简述，克拉斯克描述更深，2010）中，这些临床策略在关注度上是有所不同的，它们所关注的是不断变化的认知、意识到这些认知以及更加灵活地回应它们。

行为疗法最新的发展有一个明确的重点，是放在对想法的接纳上，而不是努力去质疑和改变想法（参见 Herbert，Forman，& Englund，2009）。这些接纳行为疗法源于一系列的理论背景，但是共享一个关于认知的观点，在这个观点中，困境形成的原因是个人和其自身想法的关系的本质，而不一定是想法的内容本身（例如，S.C.Hayes，Strosahl，& Wilson，1999；Segal 等人，2002）。换句话说，这些治疗聚焦于“改变之前与想法和感受相关的规则的功能”（Drossel，Rummel，& Fisher，2009，第 35 页），而不是改变他们的频率。所以，这些方法和传统的行为主义的观点是一致的，把想法看做是隐性行为，隐性行为在维持临床相关行为上起到重要作用，但并不优先于其他行为作为源头因素。

认知方法的共性

虽然在治疗中关于最为精准和有效地概念化、了解认知还有很多争论，但是关于认知在方法上的重要共性已经出现了，即便是跨越行为疗法中的不同视角（比如 Arch & Craske，2008）。蒂斯代尔等人（Teasdale et al.，2002）发现，传统认知疗法和正念认知疗法都跟不断增强的元认知觉察和去中心化（把思维看做是心理现象而不是真相和本质的指示）有关，这一点解释了抑郁复发风险的降低。那就是说，通过改变想法的前期功能，识别和质疑想法的过程以及增强对想法的觉察和接受的过程都是有效的（换句话说，就是改变个体对这些想法的反应和在想法之后他们所参与的行为）。例如，萨米来治疗是因为她感到社会孤立和孤独。通过检测，她发现当社会化机会出现的时候，她会迅速产生一个想法，就是她可能并不那么容易和人建立联系，所以，他们会不喜欢她。在这些想法之后，她通常选择拒绝社会化的机会。时间久了，她开始能够注意到这些想法，还有她拒绝社会邀请的冲动，这个冲动经常和这些想法联系在一起。她开始选择作为社会一员去参与，不管她的不舒服和恐惧。通过培养对她的内在感受的接纳，而不是试图改变她的想法，她就可以做出改变。然而，如果治疗引入质疑这个认知，并且产生同等的或更有可能性的替代的认知，同样的结果也可能发生，这样同样可以引导她变得更加去中心化，并可以投入参与到忽略想法的行为中。

在行为疗法中，认知方法上的另一个共性强调体验性学习的重要性。在传统的认知疗法中，行为实验在质疑认知和发展新的替代认知的过程中起到重要作用。在行为策略中，即便会用到言语指导，但最得力的和最灵活的学习方式还是直接经验，因为它使个体直接接触自然的突发事件，那将巩固行为的改变，并考虑对不断变化的情境做出灵活反应。在认知疗法中强调经验，重点在于热认知（hot cognition），或跟情绪反应紧密相连的认知，而不是冷认知（cold cognitions），或更加分离的思维模式。强调跟情绪反应相联系的思维的使得情绪暴露几乎成为严格意义上认知疗法的一个重要部分。（Arch & Craske，2008）。所以，所有这些方法可能都包括了以下的组成部分，即学习忍受情绪反应，或学习对内在反应做新的、非威胁的联想，这些内在反应曾和威胁相联系。

结 论

对行为疗法做一回顾，是为了给临床决定（基于实证支持的学习原理）提供一个框架。我们也简要讨论了认知在行为疗法中的作用之不同观点，同时在这些不同的方法中识别出关于改变的共同机制。在下一章，我们为共同源于这些理论的方法提供了一个概览。如前所述，这些方法应该依据个体化的、对文化敏感个别情况来执行，这些都是源于一个谨慎的功能分析（会在下一章的开头描述）。

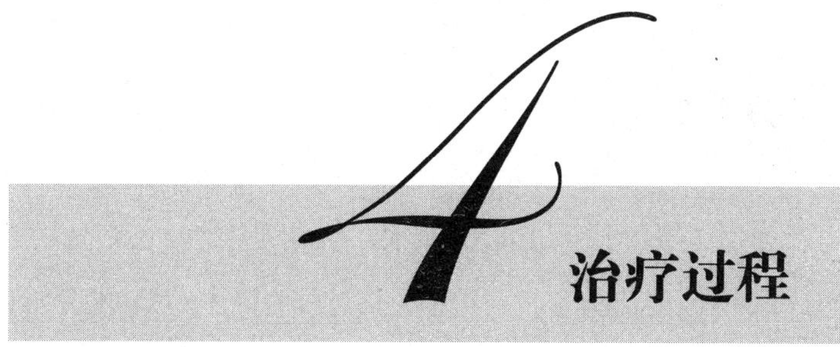

治疗过程

CHAPTER FOUR

在这一章中，我们首先详细讨论行为评估以及行为治疗师是如何看待评估和治疗之间的关系的，然后回顾行为治疗师经常使用的特定技术和疗法。同时也讨论行为疗法运用中伴有障碍和挑战的咨访关系的作用，最后，我们提供三个案例来解释行为技术是如何在实践中应用的。

行为评估

行为疗法依赖于全面深入的评估，尤其是根植于治疗背后的相同的行为原理。这部分包括对行为评估过程的描述，对功能分析（行为评估的一个重要方面）的讨论和关于在行为评估技术中用得最多的信息。

行为评估的描述

正如心理评估的其他方式一样，行为评估是指对行为的系统评估，包括肌肉运动的、认知的、言语的和心理生理学的反应。行为评估产生于经典条件反射和操作性条件反射的早期研究工作中，虽然那时它并没有被普遍地使用，直到 20 世纪六七十年代几篇开创性的文章发表之后，也就是行为疗法创建之后（Ollendick，Alvarez，& Greene，2004）。就在行为疗法随时间变得更加多样化的时候（参见第 2 章），行为治疗师使用的评估技术也变得更加广泛了。现代行为评估仍旧包括评估行为的传统方法，如行为观察、自我检测和功能分析，但是其他方法也在越来越多地被使用，包括自陈量表，认知测量和诊断性面谈，所有这些都不可能在几十年前就包含在一个标准的行为评估内。

现代行为评估有很多目标，包括（从行为的角度）发展出对来访者问题的更好理解；描绘特定症状的出现、消失和严重程度；推断来访者问题的成因（特别是环境的影响）；预测未来的行为；找到合适的治疗方法；衡量治疗效果。在这一节剩下的部分，我们突出行为评估中最重要的一部分特征，把重点放在行为评估是如何区别于其他形式的评估的。行为评估的详细点评可以在其他地方找到（比如，Haynes & Heiby，2004）。

功能主义和行为评估

行为评估在理解行为上强调功能的方法。换句话说，行为评估的一个目标就是详细说明来访者行为的功能或意图（例如，人们为什么像他们所表现的那样去做）。在操作上，这个过程包括识别出维持行为的因素，包括引发行为的环境，发生行为的情境以及行为是如何被来访者环境所强化或惩罚的。

虽然重点在功能上，但行为评估也常常包括行为结构或形式的测评，像特定症状和行为的频率与严重程度。测评行为所采用的形式对评估行为疗法结果很重要，因为治疗的目标通常就是改变特定症状和行为的频率或严重程度。

假定的行为成因

在行为评估中，行为的成因被假定为基于来访者的环境或来源于与不同的生物、环境的因素相互作用的结果。因此，在不同的时间和情境中，作为环境的意外事件功能，行为被认为非常地多种多样。举个例子，一个孩子会对一个很快让步于他的发怒行为的父母尖叫和哭泣，而不会对着一个惯常地忽略他的这些行为的父母做这样的事情。与行为评估形成对照，传统的人格评估把行为看成源于不同时间和情境下都比较一致的长期累积的人格特质。虽然在传统的评估中，环境之间的一些变异可能会被预料到，但是这些变异的重要性已经变小了，反而在行为疗法中跨情境的行为变异是主要的兴趣点。

推理的等级

在行为评估中，可以使用直接观察法在自然环境中评估行为，就像其他方法一样。通常行为被当成表面价值来看待，并在感兴趣的情境中被直接测评。对于特定行为的意义很少做推理，人格结构也少有讨论。当然，人格被假定为只是描述行为组的一种速记方法。相反，投射人格评估，像罗夏墨迹测验（Rorschach inkblot test），使用推理和解释的级别很高（Exner，1993），因其相对缺乏效度而受到很多批评（比如 Wood，Nezworski，Lilienfeld，& Garb，2003）。

信赖个人特质研究法（Idiographic）和常规研究法（Nomothetic Approaches）

“个人特质的”（idiographic）这个词是从希腊语“特殊的”（idios）而来，意思是“只属于某个人自己”。一般来说，行为评估是一个个案研究的方法，因为临床医生对个体层面的行为感兴趣。每个人都被看成是一个特别的个体，评估的目的就是更好地理解个体行为上的变异。换句话说，临床医生试图去研究为什么一个人的行为在不同时间、不同情境中是不一样的。个人特质研究法在评估上不同于常规研究法，它试图从与更广泛人群的对比中来理解来访者。用来评估的常规研究法包括诊断性评估，像基于《精神障碍诊断与统计手册》（第 4 版，修订本 ***DSM-IV-TR***；美国精神病学会，2000）的结构性访谈；标准的心理计量测验，像韦氏成人智力测验（第 4 版）（the Wechsler Adult Intelligence Scale-IV）（Wechsler，2008）和明尼苏达多项人格测验（第 2 版）（the Minnesota Multiphasic Personality Inventory-2）（Butcher et al.，2001）。在常规研究法中，个体内的差异被视为错误或者噪声（比如，一些应该被减少，缩小或忽略的东西）。相比之下，行为治疗师将差异看作一些可以被解释或理解的东西。

历史上，行为评估并没有用来诊断来访者或者推论来访者在特定潜在变量上与常模有多大差异。这并不是说，行为治疗师在实践中不使用常规研究评估方法。事实上，很多行为治疗师除了使用传统的行为评估方法之外，就是使用《精神障碍诊断与统计手册》

（DSM-IV-TR）来做诊断的，也可能在实践中使用标准而常规的人格测验或智力测验。

评估的范围和时间

行为评估是多通道的。换句话说，当可行并使用多重方法（例如，面谈、直接观察、日记、检查表、心理生理测量）时，数据是从多方面的信息提供者那里收集来的（如来访者、家庭成员、老师、朋友）。行为评估也是不间断的。在其他方法中，评估经常发生在治疗开始之前（例如，作出一个诊断或者衡量问题的初期处理的程度），偶尔也发生在治疗结束之后（如评估结果）。在行为评估中，评估是贯穿治疗过程的。例如，一个有惊恐障碍的来访者可能被要求记录下整个治疗过程中的每一次惊恐发作（包括惊恐发作的严重程度，惊恐发作发生的环境和其他多种多样的特征）。从评估中得到的数据被用来持续评估进程，检验关于问题行为的功能假设，获知在治疗引导下发生的偶然的改变，评估特定干预的短期和长期效果。

对经验主义的强调

行为评估假定对信度和效度的潜在威胁是必然会出现在评估过程中的。例如，接受行为训练的临床医生被教导要认识到对目标行为的选择很可能受到治疗师和来访者双方偏爱的影响，而且双方对于治疗过程中需要聚焦的最重要的目标行为也可能存在不同意见。采用多个信息提供者，多种评估方法和多样的仪器帮助减少了评估过程中对效度的最普遍的部分威胁。另外，也很重要的是，评估发生在多种多样的场合和不同的情境和环境中。例如，一个社交焦虑的来访者会在一个临床访谈中表现出极度焦虑的信号，那么根据他或她在一次面谈中的行为就推断他 / 她经常焦虑，就会是错误的。当然，通过广泛的社会情形和其他情境来评估焦虑是非常重要的。此外，行为评估强调用直接和客观的测评（比如，计算惊恐发作的次数）来帮助降低对效度（如解释上的偏爱）的威胁，这样做也可能存在问题。

理想情况是，使用行为评估的临床医生理应熟悉正在使用的测评方法相关的经验性的文献，在评估时出现的问题以及可能影响他们判断的因素。从行为的角度来看，临床判断应该被认为是一种假设，是可以修正的，是可以接受新资讯的。如果可能，临床医生应该做实验来验证他们假设的有效性。举个例子，如果一个治疗师猜想一个来访者的抑郁亚于她的婚姻冲突，那么有用的做法是，使来访者观察她的情绪，并同时观察连续几周她和伴侣发生的吵架，来检验这两个变量之间的关系。

功能评估

功能评估（functional assessment）是一个辨识出被信以为维持问题行为的变量的过程（注意功能评估这个词在其他临床情境中有不同的意思，如在神经心理学评估中，它就指认知和肌肉运用的评估）。肯尼、阿尔瓦雷斯、多诺霍和威尼克（Kenny，Alvarez，Donohue and Winick，2008）描述了在功能评估进程中的三个主要阶段。第一步就是确定治疗中的目标行为，以及行为之前的（前提事件）和之后（结果）的事件。第二步是功能分析，包括作出一个行为案例解析，部分地通过操作环境事件来评估其对目标行为的效果。功能评估的第三步是在功能评估结果的基础上发展出特殊的治疗干预方法。

目标行为的选择

一般来说，目标行为是由来访者和治疗师合作共同来选择的。这个过程开始是用于对潜在问题的广泛地评估中，这些广泛的评估使用临床访谈，多种多样的自陈问卷和其他方法。从广泛评估收集来的信息经过重新检阅，潜在的目标行为就确定了。目标行为一般被认为出现在三种行为反应模式中（O' Brien，Kaplar & Haynes，2005）：（a）言语-认知的反应模式（verbal-cognitive）（如想法、自我陈述、意象），（b）生理-情感的反应模式（physiological-affective）（如生理感受、生理学反应、情绪反应），（c）外显-运动的反应模式（overt-motor）（如可见的行为反应）。

当选择一个目标行为时，操作性地定义和描述感兴趣的行为是很重要的，包括它们的形式，发生时的设置和情境，它们典型的频率、持续时间和强度。目标行为一般是那些对来访者或其他人最具干扰的或危险的行为，有义务被修正，并且它们的改变很可能带来其他问题行为的改变。在可能的情况下，行为改变应该以一种正向的方式呈现给来访者，其重点在于不断增加的想要的行为，而不是正在减少不想要的行为。理想地说，目标行为的选择应该考虑一旦治疗结束，新行为被来访者的环境所强化的可能性。否则，来访者将会在问题行为重现时遭遇危机。

功能分析

功能分析是一个建立个案行为模式的过程，用以描述行为的前提事件、目标行为和结果三者之间的关系。概括这个过程的流行的一个模式是 SORC 模型，在这个模型里面，S 代表先行的*刺激*（*stimuli*），O 代表*生物体*（*organism*）内固有的因素，R 代表目标*反应*（*response*），C 代表*结果*（*consequences*）（Golefried，& Sprafkin，1976）。在实施功能分析中，临床医生应该试图确定这些变量之间的因果关系。确定一个关系是否是因果关系，其方法包括检验（a）变量是否相关（例如，当一个来访者在感到抑郁时是否倾向于喝更多的酒？），尽管单单是相关并不足以假定因果关系；（b）变量之间是否存在关联的时序性（例如，来访者的抑郁是否先于喝酒还是在喝酒之后？）；（c）关于关系的解释是否能从经验研究和理论上说得通（比如有研究证明滥用酒精和抑郁之间存在一种关系，就更能被普遍承认）；（d）替代性的解释是否被排除在外了（O' Brien 等人，2005）。

肯尼等人（Kenny et al.，2008）对功能分析的三个不同水平作出了区分：间接的，描述的和实验的。*间接的功能分析*（*Indirect functional analysis*）包括运用从访谈、问卷和其他渠道获得的信息来制定一个关于目标行为、前提事件和结果之间因果关系的假设。

例如，一个治疗师在治疗一个抑郁症的女人时，可能会问来访者和她的伴侣，是否觉察到任何导致她情绪低落的环境因素（比如关系压力，一天中的某个时间，花时间和特定的人在一起，疲劳，长时间工作，缺乏锻炼，缺乏睡眠）。*描述性功能分析*（***Descriptive functional analysis***）包括系统地观察目标行为来直接评估它与前提事件和结果的关系。举个例子，治疗师可能让上诉这对夫妻记录来访者的情绪两周以上，同样也记录来访者情绪发生变化之前或之后发生的事情。*实验性功能分析*（***Experimental functional analysis***）是指实验性地操作来访者的环境来检验关于来访者行为的特定假设。举个例子，如果一个治疗师猜测一个来访者的抑郁症和她日常的活动等级有关系，那么治疗师可能就会让来访者隔日变化她的活动等级来评估作用于她情绪的效果。

这些方法中，每一个相对于其他都有优势。间接功能分析在时间和努力上是成本最小的。此外，它还有个优势，就是提供一个机会从广泛的情境和时期中取样，这样，来访者就可以提供一些信息，关于目标行为跟前提事件和结果相关的典型方式。但是，从间接功能分析所获得的信息受制于关注和追溯性回顾的偏好，即便使用了多重信息报告者可以减少这种偏好的效果。

描述性功能分析的优势是信息是在行为发生的时候获取的，这样就降低了追溯性回顾偏差的可能性。但是，这个方法仍然受制于关注和解释的偏差（例如，来访者可能选择监测这些行为，而不是另外的行为）。此外，它所提供的信息只是关于感兴趣的变量之间的相关，并没有说到可能的因果关系。最后，描述性功能分析提供的信息是基于一个很小的行为样本（如行为被监测的一段时期）。如果目标行为是罕见的，那么了解目标行为跟它的前提事件和结果相关的典型方式就会比较困难了。

实验性功能分析是最有效的一种方式来验证关于目标行为的环境诱因的假设。但是，它是三种方法中成本最高，最耗时的。此外，它提供的信息，相对于其他方法，也只是在一个行为的小样本基础上，这样就提出了一个问题，研究结果在来访者生活中出现的其他情境中有多大程度的概括性。最后，除了通过其他更经济的方法获取的信息之外，实验性功能分析是否增加任何价值还是未知的。考虑每一种方法的优势和劣势，我们建议临床医生在执行功能分析的时候考虑三种方法结合起来使用。

治疗计划

评估的数据可以用来在行为框架中随意选择治疗疗法（如 Nelson，1988）。首先，行为分析可以用来辨识维持目标行为的因素，并据此选择合适的治疗干预。比如，如果一个人的过度饮酒被他的环境所强化（例如，在酒吧工作，和纵酒的朋友在一起），那么治疗计划就会包括改变环境中的强化模式（例如，找一份新的工作，认识新的朋友），把它作为治疗的一个组成部分。

基于功能分析所作的治疗计划，对于思考将被改变的问题类型是有帮助的。坎弗和格林姆（Kanfer & Grimm，1977）描述了五类行为可以成为行为疗法的目标：（a）*行为缺陷*（例如，贫乏的社会技能，欠缺指导行为的知识，自我强化不足，监测和控制行为的能力欠缺），（b）*行为过度*（例如，强迫洗手，倾向于过度监控自己的行为），（c）*在环境刺激控制上的问题*（例如，看到暴力有性冲动，因为跟父母住在一起而限制约会的机会），（d）*不恰当的自发刺激控制*（例如，不准确地给一个人贴上无能的标签，错误地把快速心跳标注为危险的）和（e）*不恰当的应急管理*（例如，希望的行为并没有在正向结果之后出现，不希望的行为被强化了，强化并没有依行为而定）。依据问题的类型，干预也将不同。举个例子，对行为缺陷来说，治疗的目标倾向于把焦点放在增加目标行为的频率，而对于行为过度来说，治疗倾向于把焦点放在减少问题行为。

另一个联系评估和治疗的方法是诊断策略，包括基于 DSM-IV-TR 诊断所选择的治疗方法（Nelson，1988）。对于很多 DSM-IV-TR 中的障碍，固定下来的治疗方案被发现对大部分来访者都是有效的。渐渐地，行为治疗师依赖这些手册上的方法来治疗心理的问题。据海恩斯（Haynes，1986）说，当有特定障碍的来访者相对同质时，当一个稳固有效的治疗方法对某种特定的障碍可用时，当个人特质评估的成本超过了任何附加的获益时，这些诊断方法显得更加有用。如果一个治疗师选择治疗方法是基于对来访者的诊断，那么这是有利于执行功能分析的，且对于灵活地管理一个治疗方案也是有帮助的，它把来访者的特定行为模式也考虑进来了。

行为评估技术

这一节中，我们回顾一下经常被使用的行为评估技术，包括临床访谈，行为观察，自我监测，自陈量表和精神生理学评估。

临床访谈

临床访谈几乎是任何一个心理评估的标准组成部分，包括一套综合全面的行为评估。设计行为访谈是为了给某个行为的个案概念化提供必需的信息，包括可能的目标行为，行为前提事件和结果。

从访谈中获取的信息可以理解相关行为的形式和功能。例如，一个恐惧驾车的来访者，治疗师可能会问引发恐惧的相关问题（例如，恐惧发生的情境，影响驾驶恐惧强度的变量），相关的行为（比如，回避的模式，安全行为的使用），和环境变量（例如，家庭成员的调节，驾车技术的缺乏）。临床医生也可能会问及其他感兴趣的变量，包括问题的严重程度，它的发展和过程，标准是否满足 DSM-IV-TR 的诊断，治疗史，用药史，来访者的优势和其他相关因素。非结构化访谈经常用于行为评估的目的。威特和埃利奥特（Witt & E lliott, 1983）提出初期的非结构化行为访谈的组织结构，包括以下九个步骤：

1. 讨论访谈议程，介绍问题识别的基本原理。
2. 合作列出问题行为的清单。
3. 检阅每个问题行为的频率、强度和持续时间。
4. 识别出问题行为的前提事件和结果。
5. 产生治疗目标，并建立达到每个目标的时间表。

6. 识别来访者的优势。

7. 制订记录行为的计划。

8. 讨论评估治疗结果的方法。

9. 回顾此次面谈的内容，来访者同意这个计划。

理想情况下，访谈应该和确定的来访者发生，如果合适，也可以访谈其他熟知来访者的人（如教师、父母、配偶、朋友、同事）和熟悉感兴趣的行为的人。来访者对访谈问题的反应可以有两种用途（O' Brien 等，2005）：作为来访者行为的表征或者来访者行为的样本（如音调、音量）。

虽然临床访谈很普及，但它也有不足之处：所获取的信息的质量容易受到临床医生访谈技巧的影响，来访者的觉察水平和对他/她呈现的问题相关因素的理解，来访者的解释偏向和准确回忆细节的能力以及其他很多因素的影响。

行为观察

直接观察来访者的行为是行为评估的显著特征（Ollendick 等人，2004）。例如，一个治疗师可能通过观察一个青少年和他/她父母的互动来评估家庭沟通模式。同样的，对于一些抑郁症患者，治疗师可能会让来访者的配偶在社会情境中观察来访者来评估来访者退缩方式的表现到什么程度了。

行为观察经常发生在行为取向的测试情境中，通常是在评估焦虑症的个体。在一个典型的行为取向的测试中，来访者被要求接近一个恐惧的物体或情境，他们在情境中的行为被观察和监测。举例来说，一个害怕蜘蛛的来访者可能会被要求尽可能近地接近蜘蛛，同时治疗师观察来访者的行为。在整个过程中，来访者通常会使用不适量表的主观单位来提供恐惧等级，从 0（*没有恐惧或不适*）到 100（*最大恐惧或不适*）。这种行为取向的测试也可以用来检验关于维持目标行为的环境意外事件的假设。例如，临床医生可以通过操纵相关变量来实施行为实验。

行为观察有个优势，就是在行为正在发生的真实时间内观察。当计划通过行为观察收集信息时，首要重要的就是决定需要搜集什么信息。依据目标行为的类型和假设的意外事件进行取样是很重要的，取样事件的发生率（如一个小孩哭泣的次数），取样事件的持久程度（如孩子哭了多长时间），取样事件的强度（如孩子哭得有多响），取样事件发生的情境（如孩子在什么样的环境下哭的），或者这些因素的某种结合。行为观察一个潜在的问题就是反应性，它发生在评估过程影响了正在评估的行为时。

理想情况下，来访者应该在他 / 她的自然环境中被观察，就是说*自然观察*（***naturalistic observation***）。但是，有时候自然观察是不切实际的，不可能的或者不道德的。在这种情况下，*模拟观察*（***analogue observation***）是可行的。举个例子，对于一个恐惧面试的来访者，不可能在一个真实的面试中来观察来访者。取而代之，临床医生会选择建立一个模拟面试，让来访者在互动中角色扮演。虽然模拟观察并不能提供可以完全推论到真实生活情境的信息，但是收集到的信息依然有用。

在一些案例中，临床医生直接观察来访者的行为。在另一些案例中，其他人（如老师、配偶）可能会被安排充当观察者。观察者的类型（参与者对非参与者）会影响在评估过程中获取的信息类型（O' Brien 等人，2005）。参与性观察者（participant observers）是那些在观察来访者行为的同时还和来访者在其他能力上有互动。非参与性观察者（Nonparticipant observers）是那些把所有注意力都放在观察来访者行为的个体。

很多临床相关的行为也自然地发生在治疗进程中，所以治疗师可以在执行评估的进程中悄悄地观察这些行为。例如，一个来访者很频繁地描述在人际关系中的敌对反应，也可能在某个点上对治疗师有敌意反应。治疗师可以一开始就观察到这个行为以及与之相关联的前提事件和结果，利用这些信息来预知发展中的功能分析。这将为治疗关系中的干预提供一个机会。

自我监测

自我监测（self-monitoring）是指系统地观察一个人自己的行为，并记录下这个人的观察，通常使用日记和结构表。自我监测有很多不同的目的，包括（a）为症状或问题行为建立基线水平，（b）测量特定行为随时间的变化，（c）帮助来访者更多觉察到一些可能不被注意的问题行为，（d）跟踪具体治疗对策的使用和效果（比如使用放松日记来记录每次放松实践的效果），（e）作为工具方便于独特的治疗技术（如使用思维记录来质疑负向思维或者培养对想法的去中心化，就像在第 3 章中讲到的）。

根据自我监测的缘由，大量变量中的任何一个都可以被记录，包括情绪、身体感受、想法、外显行为、情境、活动、不想要的冲动或者目标行为的前提事件和结果。来访者可以利用自我监测来跟踪这些变量的频率，强度，持久性或者潜伏期。举个例子，在运用认知行为疗法（CBT）治疗惊恐障碍的过程中（Barlow & Craske, 2007），当来访者每次感受到惊恐发作的时候，他们经常要完成一份惊恐发作记录。在这个表格里面，记录了他们惊恐发作的时间和日期，可能的诱发因素，发作是否是预料的还是未预料的，在惊恐发作中体验到的恐惧的强度和体验到的具体症状。惊恐发作记录表是相对比较小的，所以他们可以放在口袋里或钱包里。

就像行为观察一样，自我监测也提供了一个在行为发生时评估行为的机会。但是，由于来访者对记录他／她的行为负责，所以，自我监测相对更加廉价和容易操作。另一个好处是可以捕捉不易观察到的反应（如惊恐发作、抑郁想法），这个就不是行为观察的范畴了。除了使用纸质表格之外，来访者可以通过掌上电脑、标准笔记本电脑或台式机或者给予网络的监控形式来监测他们的行为和反应。来访者也可以使用录音机或者日报来提供更多详细信息。除此之外，照相机也可以用来捕捉一定类型的信息（如在治疗强迫囤积症的过程中定期地拍摄来访者的房间）。

在自我监测开始之前，重要的是来访者接受了充分的自我监测流程的训练。来访者必须知道如何使用这些相关工具（如监测表），必须了解哪个变量需要被记录。基于监测的目的和目标行为出现的频率，监测可能要记录下发生的每个事件。但是，因为一天当中行为发生了很多次，逐事记录并不实用。像这样的情况，可以使用另外一种方法（如在一个特定的时间内记录行为发生的时间比例）。

虽然自我监测是一种普及而有用的行为评估策略，但是它也有很多局限。首先，这个过程受到以下因素的影响：来访者偏爱，记录过程中的错误，来访者对需要监测的行为缺乏觉察，依从性差。治疗师还应该通知来访者，监测可能短暂地带来更多的痛苦，因为提高了对症状的觉察首先是痛苦的。当来访者没有完成自我监测任务时，治疗师和来访者需要评估监测存在的障碍（例如，缺乏动机，缺乏理解，回避，像很难记得去监测这样实际的挑战），并找出继续服务于想要的监测功能（例如，增强来访者的觉察，提供机会来完成新学到的行为，像放松或者行为激活）的解决方法。关于自我监测实际问题的精彩回顾，参见福斯特，莱弗蒂 - 芬奇，基洛和奥圣拖斯基（Foster，Laverty-Finch，Gizzo，Osantowskii，1999）。

自陈量表

自我报告问卷调查为评估各种各样的行为和症状提供了一个快速而低廉的方式，他们在特征上各有不同。举个例子，90 项症状自评量表（修订版）（the Symptom Checklist-90-Revised）（Derogatis，1977，1994）是一个广泛的测量一般精神病理学的量表，带有 9 个不同的症状量表（如抑郁、焦虑、偏执思维、躯体化）。相比之下，社会想法和信念量表（Turner，Johson，Beidel，Heiser，& Lydiard，2003）就有更多的特定范围，测量社交焦虑障碍人群的共同认知。一般来说，自陈测验包括一个项目清单，邀请被答者在李克特式量表（Likert-type scale）中做出一个等级。还有一些测验也可能包括自由回答的项目。

数以千计的自陈量表被心理学家和其他行为研究者开发出来。好多综合性书卷都回顾了服务于多种多样的精神病理学形式的最盛行的自陈量表，它们包括一些普及读物（例如，Fischer & Corcoran，2007； Rush，First & Blacker，2008）和关于具体量表的图书，像测量焦虑的（例如，Antony，Orsillo，& Roemer，2001），测量抑郁的（例如，Nezu，Ronan，Meadows，& McClure，2000），测量学校行为的（例如，Kelley，Reitman，Noell，2002），测量性欲的（例如，Davis，Yarber，Bauserman，& Schreer，1998），测量社会技能的（例如，Nangle，Hansen，Erdley，&Norton，2010）。

自陈量表有很多优势。首先，他们提供了测量来访者体验的方法，这是行为评估中有价值的组成部分，因为对于很多问题（如焦虑症、抑郁症）来说，治疗的一个主要目标就是改变来访者的体验。第二，自陈量表很容易管理、计分和解释，花费很少的钱和治疗时间。第三，和其他行为评估方法相比，一个标准的自陈量表在信效度上有更多可用的信息。这是一个很重要的优势。为什么呢？因为在临床实践中使用基于实证的评估工具是很重要的（例如，Hunsley & Mash，2010）。

虽然自陈量表对于评估行为、症状和治疗结果都是有用的，但是它们经常忽略了环境变量，并且报告很少的关于行为的前提事件和结果的信息。所以，它们也不能完全地替代其他行为评估的方法。

自陈量表代表了评估的常规研究法，他们的心理测量特征一般都建立在大样本基础上。所以，自陈量表所提供的信息对于任何一个特殊的个体来说有多少用还不清楚。

心理生理学的评估

心理生理学的评估是指测量跟感兴趣的行为或问题相关联的物理过程。举个例子，对一个焦虑症来访者来说，除了很多传统的恐惧和焦虑的主观等级报告以外，有时候利用便捷式心率监视器或者心电图来测心率，提供一个客观的唤醒水平的度量（Yartz & Hawk，2001）。在失眠的评估中，手腕活动记录仪有时会被用来戴在手腕上在夜间测量身体的活动（Savard，Savard & Morin，2010）。夜间多导睡眠图是睡眠障碍的另一种生理评估，即在一整夜中用脑电图监测脑电活动，用眼球电图来监测眼球运动，用肌电图监测肌肉运动（Savard et al.，2010）。心理生理学的评估也包括在高血压（hypertension）的治疗中利用血压计来测量血压，当治疗一个性功能障碍的来访者时，利用阴茎或者引导体积描记法来评估性唤起，测量皮肤电传导（如皮电活动、皮肤电反应）来评估生理唤醒。

心理生理学的评估的实用之处就在于它提供了另一个来源的信息，这类信息不依赖于来访者和治疗师对模棱两口的行为的解释。此外，测量的结果比起通过临床访谈和自陈量表获得的信息更不容易造假。但是这个方式的评估也存在局限；主要是从心理生理学测量收集来的信息的意义并不总是清晰的。

对策和技术

行为对策的选择应该建立在对来访者现在问题的功能分析上。在行为疗法中经常用到的技术，其理论基础都在第3章中列出来了，这些技术应该被灵活地运用到特定的来访者身上，而把基本原理留在头脑中。在接下来的一节中，将描述一些用得最常用的行为策略。在描述每个技术的同时，也提供其在典型应用的问题类型上的案例。

心理教育

把行为疗法和其他方法区别开来的一个特征就是行为疗法是透明的。换句话说，来访者很清楚他们接受的治疗背后的模式（例如，在维持行为上的强化作用）和每一个疗法的基本原理。治疗师也可以跟来访者分享有关行为干预效果的调查数据。来访者可以成为他们自己的治疗师，这样，他们可以在正式的治疗结束以后很长一段时间使用行为策略。

心理教育在行为疗法的早期面谈中尤其重要，即使它的使用通常是会贯穿整个治疗过程的。心理教育的方法可能包括面谈时的讨论，指定的阅读或者在互联网和其他渠道上研究和阅读。在心理教育中分享的信息包括从行为的模式来理解问题，指导完成自我监测表，揭开神秘和错误信息（例如，飞行是危险的信念）的正确信息，对治疗过程的描述，行为模式和所选的治疗对策之间的关系，治疗结束之后巩固的对策。这些对策可以增强来访者对治疗成功的期待，提升动机，还可以减少对症状的反应，随着对症状发生的原因越来越理解。

对现行的几乎任何一种问题，心理教育都是行为疗法的最普遍的组成部分。举个例子，在对惊恐障碍的治疗中（例如，Barlow & Craske，2007），在头一次或者头两次面谈中，心理教育也许包括对焦虑和惊恐的本质进行的讨论（例如，焦虑和恐惧是正常的，是用来帮助人们在威胁下存活的，而惊恐发作是对特殊的刺激所作出的反应，即使来访者可能没有觉察到这个刺激，惊恐发作是有时限的），惊恐发作之谜（例如，他们会导致心脏病发作或者“变得疯狂”），惊恐障碍的认知 - 行为模型（例如，惊恐发作源于倾向于将良性的生理感觉当作危险的），对治疗的描述（包括暴露在恐惧的感觉和情境之中，认知对策）。布置的回家阅读会强化在面谈中所讨论的材料。（例如，Antony & McCabe，2004；Barlow & Craske，2007）。

心理教育通常也是综合行为疗法的一个组成部分。但是，有些研究发现心理教育本身可以成为很多问题的有效的干预。举个例子，对精神分裂症的心理教育的研究的元分析发现，尽管单单针对病人心理教育效果不大，但基于心理教育的家庭干预能够有效减少症状和预防后续的 7 ~ 12 个月的复发（Lincoln，Wilhelm，& Nestoriuc，2007）。几个关于躁郁症的研究也检验了心理教育的效果。举例来说，科洛姆等人（Colom et al.，2009）发现心理教育在预防躁郁症复发上是有用的；但是，扎瑞斯基、兰斯、米勒、哈里斯和帕里克（Zaretsky，Lancee，Miller，Harris and Parikh，2008）发现，对于躁郁症的来访者，巩固其改进，认知行为疗法（CBT）显著地比单单心理教育更加有效。

暴露对策

在行为疗法的环境中，暴露（exposure）这个词是指反复地系统地面对恐惧刺激（Moscovitch & Swinson，2009）。很多行为治疗师都认为，对于大多数焦虑症和其他特定的相关情况，暴露是行为疗法的主要组成部分。反复地暴露导致恐惧反应的减少，这点很早就在对动物和人类的研究中建立了。文献常常引用习惯化来解释暴露的工作机制，即便在暴露中所看到的改变的模式并不和习惯化后所期待的一致（Moscovitch et al.，2009）。举个例子，在习惯化（通常这样定义）中没有新的学习发生，而且，短暂停下来之后，反应就会完全又恢复了；在暴露中，这两样都不是事实（Tryon，2005）。用新的抑制学习或消退的发生的模型来解释暴露的效果要比习惯化模型要好得多（回顾参见 Moscovitch et al.，2009；Tryon，2005）。

现代行为疗法著作通常提及三种类型的暴露：活体暴露，想象暴露和内感受暴露。活体暴露（in vivo exposure）是指暴露于真实生活中的外部环境和物体之下（例如，进入社会情境来减少其他人围在周围的焦虑，练习开车来战胜驾车恐惧），同时减少任何形式的回避，像分心。这是以实证为基础的治疗的标准组成部分，用于治疗特定恐惧症，社交焦虑障碍，广场恐惧症，强迫症（OCD），创伤后应激障碍（PTSD）和其他问题，在这些问题中，个体容易放大对外部物体或环境的恐惧。通常，暴露的难度随面谈递增，尽管有些形式包括在一开始就让来访者面对最紧张的刺激［这个过程有时候被称为满灌（flooding）］。

想象暴露是指暴露在对思想、记忆、意象、冲动和其他认知刺激的想象中，也是最多地用于基于实证的强迫症（OCD）（比如暴露在刺穿一个心爱的人的想法下）和创伤后应激障碍（比如暴露在恐惧的创伤记忆中）的治疗中。想象暴露可能包括让来访者大声地说出或写下一个恐惧的刺激，或让来访者听一段恐惧刺激的描述，或者是录音的方式，或者是治疗师大声朗读。治疗师鼓励来访者生动地想象这些刺激，带着他或她所有的感觉，放大所发生的新的联想学习（例如，对于当前条件刺激的非恐惧联想）。

内感受暴露是指有目的地经历恐惧的身体感受，直到他们不再感到害怕。它经常用于惊恐发作的治疗中。通常使用内感受暴露练习的例子，包括通过稻草呼吸来引发呼吸困难，通过坐在椅子上旋转来引发头晕，通过过度换气来引发呼吸急促和头晕。

暴露可能也包括其他刺激物。例如，暴露在照片或视频中的视觉刺激中，经常用于治疗血液和针头恐惧症（Antony & Walting，2006）以及对特定动物的恐惧，像蛇、蜘蛛、臭虫和啮齿动物（Antony & McCabe，2005）。暴露在虚拟现实中电脑合成的刺激之下越来越多地被用于治疗特定恐惧症和其他焦虑症（Parsons & Rizzo，2008）。

由于行为模型开始特别关注情绪回避在维持障碍中的作用（例如，Barlow，Allen，& Choate，2004；Mennin & Fresco，2010），有人提议把准确地暴露于情感反应中（一直是基于实证的治疗的一部分）作为更有效的干预手段。治疗师可能要求来访者想象情感反应或者带有感情地观看令人回味的电影短片来减少对自己情绪反应的回避。

有效暴露的指南

暴露疗法后的效果受到很多因素的影响。首先，当暴露是可预见的（例如，来访者知道将要发生什么，什么时候发生）和被来访者掌控的（例如，来访者控制了练习的强度和持续时间；参见 Antony & Swinson，2000），它的效果似乎是最好的。第二，当面谈时间延长，暴露效果最好。2 个小时的暴露比 30 分钟的暴露更有效（Stern & Marks，1973）。但是，和之前的假设相反，不需要害怕在任何一次特定的暴露面谈中向来访者减少展示每次面谈之间的改进（Craske & Mystkowski，2006）。第三，练习不要太展开，尤其是在治疗的初期，暴露效果也会最好（Foa，Jameson，Tirmer & Payne，1980）。还有其他变量可以影响暴露的效果，包括暴露情境丰富到什么程度和暴露练习能在多大程度上使用安全行为（如注意力分散）（回顾，参见 Abramowitz，Deacon，& Whitside，2011；Antony & Swinson，2000）。

暴露等级

在暴露治疗开始之前，治疗师和来访者一般会找出一个暴露等级，随后会用来指导暴露练习。等级一般包括 10 ~ 15 个情境。每个项目是以它所产生的恐惧程度和来访者可能回避这个情境的程度来评估的，运用李克特量表法（例如，从 0 ~ 100 的范围，0= 没有恐惧或回避，100= 最大恐惧和回避）。等级是用来决定项目的顺序的，这样，最困难的项目排在顶端，比较困难的项目在下面。表 4.1 是一个例子，是一个诊断为社交焦虑障碍的来访者的暴露等级。

表 4.1 社交焦虑障碍的暴露等级

项目	描 述	恐惧	回避
1	参加瑞克的生日聚会，我不认识瑞克邀请来的任何人。	100	100
2	安排和网上认识的一个女人的一次约会。	100	100
3	和一个我不太认识的单身女人在豪华餐厅用晚餐。	100	100
4	在休闲餐馆和三个同事共用午餐。	90	100
5	和瑞克在休闲餐馆用午餐。	80	80
6	在工作期间参加单周员工会议 3 次。	75	90
7	在购物中心向不同的人问路（重复 45 分钟）。	60	60
8	在星期一和同事谈谈我周末做了什么。	50	50
9	通过网络约会工具与一个女人在线聊天。	50	50
10	坐在拥挤的公交车上 45 分钟，并和其他乘客保持目光接触。	45	50
11	理发并和造型师聊天。	40	40
12	星期六白天在附近散步。	40	40
13	用电话预订一个比萨饼。	25	25

注解：恐惧和回避的评估是依据从 0 ~ 100 的量表。恐惧是指如果来访者参与到这个项目的练习，他或者她预期将要体验的恐惧等级。回避是指他或者她将要回避这个情境的可能性。

反应预防

反应预防（Response prevention）是指抑制或阻断一个习得的对刺激的行为反应，目的是想要打破刺激和反应之间的联系（Nock，2005）。

通过使用物理的方法来阻止不希望的行为（例如，关掉水的主要来源，这样一个强迫症患者就没有办法洗手了）或者使用强化，不参与这个不希望的行为（例如，称赞来访者成功地克服咬指甲），反映预防的过程将变得容易。

反应预防经常在治疗强迫症（OCD）的情境中被讨论，在讨论中，它是指仪式预防（ritual prevention）（参见对强迫症的暴露和反应预防的例证，在本章的案例说明这一节中）。我们相信强迫仪式与安全行为、回避、逃跑有同样的功能——预防伤害的发生，并减少恐惧、焦虑和抑郁。同时，我们也认为强迫症帮助维持了和强迫思维、情境以及物体相关的恐惧。所以，伴随着暴露在恐惧刺激下，强迫症（OCD）患者经常被鼓励预防他们的强迫仪式。

除了治疗强迫症（OCD），反应预防也用在其他基于焦虑的障碍中减少安全行为的发生，减少冲动的问题行为（如在拔毛癖中的拔头发）。

治疗抑郁的行为激活

治疗抑郁的行为激活是由尼尔·雅各布森（Jacobson）和同事们（N.S.Jacobson，Martell，& Dimidjian，2001）共同建立起来的，虽然其他行为激活协议也建立起来了（e.g.，Lejuez，Hopko，& Hopko，2001）。一项早期的分解研究揭露单行为激活的效果就可以跟认知疗法相媲美，它包括行为激活技术和认知重建（N.S.Jacobson et al.，1996）。在这些成果的基础上，雅各布森和同事们凭它自身的力量发展出行为激活，作为一种治疗方法来帮助抑郁症患者增强他们与正向强化刺激的接触，降低回避和不活动的模式。在一个随机对照实验中，迪米吉安等人（Dimidjian et al.，2006）发现行为激活在治疗各种不同程度的抑郁症上比得上药物和认知疗法，与治疗极端抑郁的认知疗法相比，它也有证据证明疗效提高了。

行为激活的概念模型是以弗斯特（Ferster，1973）抑郁的激进行为模型为基础的。对个体来说的外部因素（如环境因素）被视为抑郁潜在的诱因和维持因子，干预就旨在这些因素上。和其他抑郁的行为模式一致，雅各布森等人（N.S.Jacobson et al.，2001）指出抑郁患者的不活跃特性导致与潜在的正向强化刺激接触的下降，这样就减少了行为被强化的机会。此外，他们还指出抑郁患者的迟钝和退缩的典型特征起了一个负向的强化功能，就好比焦虑症的回避行为特征。尽管不活动（通过减少对非强化环境的体验）可能带来短时间的减轻，但是这些回避行为会带来二级问题（例如，职业的或关系的困难），也会限制了与正向强化刺激接触的机会。另外，这些回避模式容易打破日常生活，我们认为这引发并维持了抑郁的症状。

行为激活直接以回避行为和日常生活中断为目标。治疗开始时着手于建立治疗关系和呈现抑郁模型。治疗师和来访者一起工作来设定一个改变行为的目标，而不是转化情绪的目标；来访者更愿意相信他们不能参与到行动中，除非他们感觉好一点，治疗师从行为上温和地挑战了他们这一点，要求他们不管有什么感觉，都试着去参与到计划的行为中。治疗师和来访者共同商议治疗目标，在短期目标之间留存差异，很多短期目标都会在治疗过程中得以实现，而只有少数地长期目标会在治疗进程中直接实现。

聚焦功能分析是治疗中的关键要素。治疗师和来访者探索着抑郁症状的本质，辨别抑郁发作的诱导事物，标明来访者是如何回应抑郁症状的，识别回避行为和日常生活的中断。我们渐渐地教来访者来执行他们自己的功能分析，尤其在治疗结束后，鼓励来访者这样做来预防复发。从合作的功能分析中得出，来访者和治疗师共同为聚焦的激活寻找目标。很多行为的方法都鼓励来访者参与普通活动，行为激活和他们不一样，它把重点放在来访者相信会受益的个别化的辨识活动。监测表被用来跟踪参与的行为，诱发事物、结果和任务都是根据功能分析的持续改进来修改的。

实现回避行为的修正，需要通过帮助来访者辨识这些行为的功能（瞬间的减轻和更长期的问题），并选择替代性的应对反应。首字母缩略词 TRAP 是用来帮助识别*诱导事件，反应，回避模式*（*triggers*，*responses*，*avoidance patterns*），而首字母缩略词 TRAC（*诱导事件，反应，替代性应对*）（*trigger*，*response*，*alternative* *coping*）被用于对同样的诱导事件和反应产生替代性的应对反应。替代性的应对反应通常是指接近行为，而不是回避行为。治疗师和来访者也在规律来访者的日常生活上工作，并把激活疗法融入他们的日常生活，这样才能完全地评估激活疗法的影响。为了让激活疗法的影响最大化，我们鼓励来访者关注他们的体验，尤其是在参与活动时，关注他们直接接触到的环境。雅各布森等人（Jacobson et al.，2001）指出这个在某种程度上跟正念训练相似，都把重点放在当下体验上。对体验的关注可以增加当下意外事件的影响（导致出现更加灵活和适应的反应），也帮助绕过不断地沉思（这妨碍了对生活的投入）。运用行为激活的一个例证将在这一章的后面谈到。

基于操作性条件反射的治疗对策

就像在第 3 章中回顾的，行为理论假定行为的发生是环境中意外事件的功能。具体来说，行为之后出现了想要的结果（强化刺激），就会希望这个行为频繁发生，而行为之后出现了不想要的结果（惩罚），就会希望这个行为更少发生。这个模型帮助来访者和治疗师理解看上去令人费解的行为，比如海洛因成瘾，部分地是因为负向强化（例如，增加海洛因使用量减轻了戒断症状）才被维持的。

基于操作性条件反射原理的治疗对策包括直接操纵来访者环境中的强化模式和惩罚模式。首先，必须做一个详细的功能分析来确定目标行为，行为的前提事件和行为之后的结果。为了最大限度地从操作性条件反射技术中获得帮助，最好确定对特定来访者来说，可能的强化刺激或惩罚刺激，因为这些刺激通常对不同的来访者来说是不同的（例如，听一个特定类型的音乐对一个人来说可能成为强化刺激，对另一个人来说就可能是一个惩罚刺激，对第三个人来说，就是一个中性刺激）。

如果当前的一个特定变量强化了适应不良的行为，那么我们所做的努力就应该是移除这些强化刺激，来让不想要的行为消退。新的强化刺激应该被增加进来，增加想要的行为的频率，惩罚（通常作为最后一招）应该被用于减少不想要的行为的频率。在这一节的剩下部分，我们依次讨论强化对策和惩罚对策。

强化对策

强化对策使用程序来强化想要的行为，增加了他们的频率。例如，差别强化（differential reinforcement）包括强化不想要的行为不出现（比如发脾气），或者强化想要的替代行为的发生（例如，适当的目光接触）。这些策略被有效地用于很多问题行为中，包括攻击，成瘾，不恰当的性行为，不当饮食行为和不想要的习惯，仅举几例（回顾，参见 Wallace & Najdowski，2009）。一个依赖于差别强化的例子叫代币制（token economy），这是一个治疗对策（一般用于住院病人或者住宅环境），来访者因为发生了想要的行为而得到代币，这些代币之后可以兑换不同的强化刺激（Donohue & Romero，2005）。另一个例子是意外事件管理（contingency manngement），来访者环境中的强化模式可以通过意外事件管理被操纵，这样不想要的行为就不再被强化，想要的行为就被强化。意外事件管理经常用于药物使用障碍的治疗中（Drossel，Garrison-Diehn & Fisher，2009）。

差别强化程序的例子包括（a）对每周愿意进行阴性药检的行为提供住房；（b）一个恐惧的小孩每次完成一个暴露练习，就对他或者她奖励贴纸，小额钱币或者其他强化刺激；（c）给坚持减肥计划的行为提供礼品券；（d）当一个小孩完成了所布置的任务，比如每周的家务琐事，家庭作业，钢琴练习或者锻炼身体，就允许他或者她看电视或者打电玩。社会强化刺激也是治疗关系中的一个重要组成部分——治疗师可以有目的地通过他们自己对来访者行为的反应，增加临床所需行为的频率，同时也可以有意识地抑制来访者试图减少的强化行为（Kohlenberg & Tsai，2007）。

惩罚对策

惩罚对策包括在一个不想要的行为之后，把来访者暴露在一个不愉快的结果中，目的是想要减少这种不想要的行为的频率。词语厌恶条件反射（aversive conditioning）通常被用来描述惩罚技术。很多厌恶刺激都可以被运用，包括电击或者能诱发窒息或恶心感觉的物质。例如，治疗酒精依赖经常使用一种称为戒酒硫（安塔布斯）的药物。来访者在喝酒的几分钟内，服用戒酒硫之后将体验到很多不舒服的症状，包括恶心、呕吐、头疼、心率加快、呼吸急促。来访者因此很快学会吃药期间不喝酒。

其他类型的厌恶疗法包括厌恶解除法（aversion relief）和内隐致敏法（covert sensitization）。在厌恶解除法中，来访者学会通过表现出一个想要的行为来终止厌恶刺激（Emmelkamp & Kamphuis，2005）。在内隐致敏法中，厌恶刺激发生在想象中。后者被设计出来用于越轨性行为的治疗中（普洛德，2005）（Plaud，2005）。

惩罚对策只有在其他有效的替代方法都不可用的时候才可以轻柔地考虑使用（Wacker，Harding，Berg，Cooper-Brown，& Barretto，2009）。

虽然惩罚程序短期内对减少不想要的行为是有效的，但是，一旦厌恶结果消退，复发是常见的。要使长期改变的可能最大化，引进其他疗法会有帮助（如强化想要的行为的治疗对策）。

认知疗法

认知疗法假定痛苦和不愉快的情绪状态（如恐惧、焦虑、抑郁、愤怒）都是由负向的想法、预言、假设和信念引发的。举个例子，抑郁就被假定源于一贯对关于自己、未来和世界的负面看法（Beck，Rush，Shaw，& Emery，1979）。认知疗法提出思维的几个层面。首先一个重点，在于识别和更正认知上的错误或扭曲，这里指的是当个体感到强烈的焦虑、抑郁和生气时所经常发生思维错误。主要有：全或无思维（例如，以对立的观点来看情境，像完美无瑕的对有缺陷的），妄下结论（例如，当试图理解一个情境的时候，只关注其中一个方面），不恰当的指责（例如，总是事后决定一个人该做什么，不该做什么；DeRubeis，Webb，Tang，& Beck，2010）。认知疗法也试图提出更加根深蒂固的信念，即核心信念或心理图式（core beliefs or schemas）。这些假设可以描绘出一个人是如何看待他或者她的世界的。比如，根深蒂固的想法包括一个人是没有能力的或者其他人不可信。心理图式也可以采取“如果……那么……”（if-then statements）的句式来陈述，比如“如果我不是在各个方面都胜任，那么我就是一个彻底的失败者”（DeRubeis et al.，2010，第 280 页）。

认知疗法是一个合作的过程。治疗师和来访者在一起商议确定负面想法，评估跟这些想法有关的迹象，然后以更加现实的方式看待自己和世界。认知疗法的目标不仅仅是简单地用正向思维来替代负向思维，而是运用经验的方法来理解事情。我们鼓励来访者批判性地思考，把他们的想法当成假设而不是事实，去核查有哪些迹象支持和否定了他们的负向思维。同时也鼓励来访者从多个角度来看待事件和情境，去接受负面感受，而不是积极地对抗和控制它们。

每日记录功能失调思维（The Daily Record of Dysfunctional Thoughts）（Beck et al.，1979）为来访者提供了一个记录他们负向自动想法的机会，并质疑他们关于迹象的假设。这个表格的几个变量都在，包括格林伯格、帕德斯基的（Greenberger & Padesky，1995）思维记录和安东尼、诺顿的（Antony & Norton，2009）焦虑思维记录（见图 4.1，作为一个例子）。当完成了思维记录，来访者又被鼓励问自己这些问题：

■我这些信念的证据是什么？反驳我的信念的证据又是什么？

■有没有其他方式来看待这个状况？其他人如何看待这个状况？

■如果我的信念是真的会怎么样？我如何来应对？

在面谈中，治疗师采用苏格拉底式提问来帮助来访者质疑他们的信念。例如，如果一个惊恐障碍的人报告担心她急速的心跳可能是她心脏病发作的信号，治疗师就会问来访者，你是否可以想到其他的原因，关于你的心脏为什么快速跳动（如锻炼、咖啡因、紧张、焦虑、注意心率）。治疗师也可能会让来访者回忆一下她在其他时间心脏急速跳动的时候，当时发生了什么结果，来探索她过去的经验会如何理解她心跳加速再次发生的意义。讨论的目的将会帮助来访者更加接纳她快速的心跳，并认真思考她在一个更加良性解释的情境中出现焦虑性解释的可能性。

认知疗法作为一个独立的治疗方法发展成长着，有时候它单独使用，尤其是在治疗抑郁和特定的焦虑障碍中。但是，在很多案例中，认知对策都是和更加传统的行为对策（如暴露、放松训练、刺激控制、行为激活）结合起来使用，形成更加综合的认知行为疗法。上百项研究都支持认知对策的使用，要么在独立运用上，要么作为 CBT 的一个部分。这些文献将在第 5 章中讨论。

焦虑思维记录						
日期和时间	情境	焦虑激发思维和预报	焦虑前（0～100）	替代思维和预报	证据和现实结论	焦虑后（0～100）

图 4.1　焦虑思维记录

来自《对抗焦虑工作手册：克服担忧、惊恐、恐惧和强迫的有效策略》（p.90），马丁·安东尼和彼得·诺顿，2009，纽约：吉尔福德出版社，版权属于马丁·安东尼和彼得·诺顿，重印得到许可。

模仿

模仿发生于一个人通过观察别人表现这个行为来学习新的行为。举个例子，在治疗恐惧症的孩子时，经常用到参与性模仿（Ollendick & Grills，2005）。这个模型包括三个主要的步骤：（a）来访者观察治疗师无所畏惧地和恐惧的物体互动；（b）来访者和治疗师一起和恐惧的物体互动；（c）来访者一个人和恐惧的物体互动。在这个例子中，模仿被用来帮助暴露治疗。除了学习特殊的技能和行为，来访者可以学习榜样行为的其他方面，包括榜样对情境的情绪反应。

模仿很少独立运用。恰恰相反，它通常和其他行为疗法合作运用，举几个例子来说，包括暴露治疗，社会技能学习，放松训练，自我监测，问题解决。事实上，模仿可以被用于训练来访者学习几乎任何技能的情境中。通常，模仿包含一个行为的现场演示。但是，它也可以包括在电影或视频中观察行为。

放松疗法

放松训练经常用于行为疗法中，可以作为一个独立的干预手段，也可以融入一个综合的治疗方案里面。最广泛研究的干预形式就是渐进性肌肉放松训练（Bernstein，Borkovec，& Hazlett-Stevens，2000；E.Jacobson，1938），特别是在应用放松的情境里，在这个情境中，教给来访者渐进式肌肉放松训练，他们学习如何在日常生活中有效运用放松的反应（Bernstein et al.，2000）。这些干预已经证实了对一些特定焦虑症有效（例如，高血压，头疼，慢性疼痛，失眠，肠道易激综合征，癌症化疗副作用；回顾，参见 Bernstein et al.，2000）。此外，为数不多的研究也支持将放松（通常结合暴露对策和其他技术）应用于治疗社交恐惧症，广场恐惧症，创伤后应激障碍（PTSD），和某些特定恐惧症（检阅，参见 Antony & Rowa，2008；Magee，Erwin，& Heimberg，2009；Taylor，2000）。

对于放松疗法一个常见的误用就是仅仅在面谈时带领来访者做放松练习，并给予模糊的指导回家练习。广泛的放松练习仅仅是应用放松的一个方面，当它们没有在应用放松的情境中实施时，它们不太容易奏效。治疗焦虑的应用放松（最平常的运用）包括三个组成部分，每个部分都很重要：早期信号检测（early cue detection），运用监测与言语和想象来回顾前一周所发生的诱发焦虑的片段；集中的放松练习（intensive relaxation practice），从渐进性肌肉放松开始，培养来访者放松的能力，从而逐渐缩短过程（参见下一个段落）；应用放松（applied relaxation）（就像伯恩斯坦等人所描述的，2000），结合在前两部分学到的技能，这样来访者就可以运用放松于每天的生活中了。

一旦来访者运用给定的方法发展出放松的能力，放松的过程在治疗过程中是逐渐缩短的。起初，来访者练习 16 块肌肉群的紧张和放松。练习几周以后，这些肌肉群就联合起来组成 7 块肌肉群了，接下来 4 块，然后放松就有了一个转换，就是通过回忆来放松（“记住当肌肉放松的时候是什么感觉”），最后计数也有了转换。除此之外，当来访者在放松上更加熟练的时候，差别放松（differential relaxation）（只让那些活动中需要的肌肉紧张，也只紧张到需要的程度）和条件放松（conditioned relaxation）［给放松匹配一个信号，例如，单词“平静”（calm）］就可以被引进了。每一次练习都是在面谈中和治疗师在一起时发生的，然后，在面谈之间，来访者自己在家有规律地练习。这个过程让来访者充分地发展出放松的能力，这对最后一个阶段，放松应用于每天生活中是必需的。

生物反馈

生物反馈训练包括提供电生理学活动的反馈和训练来访者将活动置于他们的控制之下。这个训练可能包括评估心率，面部肌肉活动，手指温度，心率变异性，脑波活动或者其中的一些结合（Gervitz，2007）。生物反馈训练常常用于与压力相关的障碍的治疗中，并且已经证实对治疗偏头痛和紧张性头疼有效（Spiegler & Guevremont，2010）。

正念和接纳疗法

如第 3 章所述，近期的几个治疗临床问题的行为方法都强调培养对内在体验的接纳，而不是努力去改变这些体验（参见 S.C.Hayes，Follette，& Linehan，2004，用一整本书来点评这个方法；Roemer & Orsillo，2009，一个治疗师指导如何使用这些策略）。接纳（Acceptance）可以从很多方面来定义（回顾，参见 Herbert et al，2009）。行为上的一个定义是指，接纳包括“允许，忍受，拥抱，体验或者解除曾引起逃跑、回避或攻击行为的刺激源”（Cordova，2001，p.215）。接纳疗法起源于这样的理论和实证研究，就是它们主张临床问题的特征是个人对自己内在体验（思想，情感，意象，感受）的反应，也是逃跑或回避这些体验的努力，虽然这些逃跑或回避有时短期内有效果，但常常适得其反（例如，S.C.Hayes et al.，1999；Roemer & Orsillo，2009）。发展出对内在体验的替代性的反应方式（例如，接纳对评判、批评和回避）可以促进更加适应的功能。

接纳，从某种意义上说，是传统的暴露疗法的一个隐含的部分，鼓励增加而不是回避与内部和外部刺激的接触（例如，在惊恐控制治疗中，接纳而不是回避与惊恐相关的感受；Craske & Barlow，2008）。但是，这些接纳行为疗法的支持者指出，行为疗法一直以来明确地把重心聚集在改变上，可能无心地忽略了来访者会学习放弃一些徒劳的控制（例如，控制他们的内在体验，S.C.Hayes，Strosahl，&Wilson，1999）或者他们伴侣的行为（Christensen，Wheeler，& Jacobson，2008），从而学习接纳和确认他们自己的体验（Linehan，1993a）的重要性。这些临床科学家从东方人和人文体验的经典中吸取借鉴，并把它们融入接纳，带到临床问题的行为方法中。接纳不应该和放弃混淆；这些治疗都强调接纳事情本来的样子，并不阻碍在一个人生活中做出改变的努力，事实上他可以帮助做出这些改变。

正念疗法经常用于接纳行为疗法中，来帮助来访者培养接纳而不是回避。正念，这个概念源于佛教传统，现在又融入心理理论和治疗中，被定义为“一个不隐瞒的，当下的，非评判的觉知”（Kabat-Zinn，2005，p.24）。正念宁可被看作是一个过程，而不是某种形式的理想的终结状态，这个过程包括持续地把一个人的注意力带回当下，一次又一次，且当干扰不断出现时，把她 / 他带出此时此刻。像这样，正念的练习就包括不断发展出关注注意力在哪里的技能，充满温柔和慈悲地回应，再把注意力带回此刻。发展这种技能可以帮助管理情绪（A.M.Hayes & Feldman，2004）；可以通过打断抑郁性的沉思旋涡来减少抑郁复发（Segal et al.，2002）；可以提高认知的、情感的和行为的灵活性（Shapiro，Carlson，Astin，& Freedman，2006）；可以帮助对环境的意外事件做出适应反应（Roemer & Orsillo，2009）。

吸纳正念的治疗方法有很多不同的方式。辩证行为疗法（Linehan，1993a）教正念技术，是运用简短的练习来解释观察的技能、描述的技能和参与的的技能，不带评判、一心一意，且有效率。正念认知治疗（Segal et al.，2002）运用更加广泛的练习，像身体扫描，来帮助来访者培养正念的技能。在所有的方法中，正念是在面谈中练习的，运用正规练习来发展参与的能力，带着慈悲或友善的觉察。接着，就鼓励来访者在家里做正规练习（例如，留出时间致力于练习正念，像静坐式冥想，瑜伽或者其他，简短的练习）。也常常鼓励来访者非正式地练习正念，这包括把正念带到每天的活动里。来访者首先可以在中性情境中做，像洗盘子或走到公交车车站的过程中，然后逐渐把正念应用到更加有情绪的情境中，像和伴侣吵架的情境。跟应用放松类似，通过这种方式，正念技巧就在具体的练习中得到实践和加强，然后，更普遍地应用于活生生的生活中。

接纳承诺疗法（S.C.Hayes et al.，1999）是一种接纳行为疗法，从经验回避模型发展而来，在第 3 章描述过。许多体验的练习和隐喻都用来帮助来访者平息他们的内在体验，看到他们的想法和情绪而对他们定义。我们鼓励来访者用不同的方式来表达他们的体验，比如，“我有个想法，我将要在这里失败”，而不是“我将要在这里失败”，通过这样不同的表达来学习更少地与想法和反应融合。（不要把我的想法，我的反应当成我自己。——译者注）

接纳（对内在反应或者伴侣的内在反应的）是在这些有着明确目的的治疗方法中发展起来的，其目的就是促进对情境更灵活、更乐观地应对。所以，这些疗法包括一个明确的焦点，就是行为改变。通过探索什么对来访者来说是有个人意义的（价值观澄清），治疗师辨识来访者在经验回避的活动中一直回避的有价值的行为，而现在他开始在这些领域采取行动了（K.G.Wilson & Murrell，2004）。持续的正念练习（或其他接纳疗法）帮助来访者靠近有价值的情境，即使痛苦的感受和想法会升起。

随机对照试验揭露融入了正念和其他接纳疗法（连同其他行为疗法）的治疗在治疗抑郁复发，边缘型人格障碍，药物依赖障碍，广泛性焦虑障碍，精神病性障碍和夫妻问题方面显示出良好前景，尽管还需要相当多地的研究来确定积极的成分和行动机制（回顾，参见 Roemer & Orsillo，2009）。

情绪管理技能训练

很多行为疗法或含蓄或明显地帮助来访者发展出技能，从而能更加有效地认识、理解和回应他们自己的情绪（Mennin & Farach，2007）。虽然管理有时候被认为仅仅是减少情绪反应，但是很多治疗师都强调了提高或澄清情绪反应的方法，当情绪出现时，能够促进更灵活的行为反应，这些也是情绪管理的重要方面（e.g.Gratz & Roemer，2004；Mennin & Farach，2007）。自我监测，是所有行为疗法中都有的，可以帮助来访者能够更加觉察他们的情绪反应和诱发事件以及情绪的结果，也可以帮助他们更加意识到他们的情绪反应的复杂性。暴露对策也可以被认为是帮助管理了恐惧和焦虑的反应。之前刚刚描述的接纳和正念疗法提高了情绪管理技能（A.M.Hayes & Feldman，2004），它们也常常用在明确地以情绪管理技能为目标的治疗中（例如 Gratz & Gunderson，2006；Mennin & Fresco，2010）。

有几个临床研究已经发展出具体的治疗对策来提高情绪管理技能，作为具体临床表现治疗的一部分。辩证行为疗法（Linehan，1993a）的技术训练部分包括以情绪管理技能为焦点的模块，现在已经被采纳，用于很多临床表现，像饮食障碍，药物使用，焦虑症。情绪管理治疗用于广泛性焦虑障碍中，包括情绪管理技能训练，作为它综合性方法的一部分，来促进有效灵活的情绪应对（Mennin & Fresco，2010）。情绪管理技能融入行为疗法，用于蓄意自伤（Gratz & Gunderson，2006），遭遇儿童性侵的成年幸存者（Cloitre，Cohen，& Han，2002）和情绪焦虑障碍（Allen，McHugh，& Barlow，2008；Ehrenreich，Goldstein，Wright，& Barlow，2009）。

确定想要提高情绪管理技能的干预方法一般会包括一个重点，

那就是帮助来访者在情绪反应发生时辨识和澄清它们。来访者学习通过监测、回顾和想象的预演来区分情绪反应的不同，并区别开初次情绪反应和二次情绪反应。初次情绪反应就是那些对环境中事件作出的直接反应，并提供重要的信息，而二次反应就是对最初反应的反应，或回避情绪所作的努力。我们教会来访者辨识和运用方法来帮助自己在出现强烈情绪反应的时候作出适应性的应对。随机对照试验对融入了情绪管理技能训练的治疗方法用在治疗蓄意自伤和性虐待的成年幸存者上的有效性提供了初步的支持（Cloitre et al.，2002；Gratz & Gunderson，2006），而且这个领域的更多研究正在继续。

社交和沟通技能训练

关系和社交互动是人类功能的重要组成部分，如果在这些领域出现困难，那么就会成为一系列心理问题的成因和结果。举例来说，社交技能缺陷可能引发和加剧社交焦虑，社交问题可能是酒精依赖的一个结果。社交技能训练已经应用到不同的表现中，像焦虑症、抑郁症、精神分裂症和婚姻痛苦（Segrin，2009）。

社交技能和沟通训练包括教个人或群体更有效地沟通。这个过程包括学习基本的技能，像目光接触，在餐馆点餐，站在离他人合适的距离，允许他人说话且不打断，或者它可能还包括学习更加复杂的技能，比如变得更加坚定，或者成为一个更有效的演讲者，发展出改进的约会技巧，或者在面试中表现更为高效。一般来说，社交技能训练包括这些方法，像心理教育、模仿（例如，有一个老师、治疗师或者其他人来演示这个行为），行为彩排或者角色表演，反馈。当角色扮演一种特别的社交互动时，来访者也可能会被录像，这样他们可以在后面看到他们是如何做的。

社交技能训练对于精神分裂症是一个标准的心理治疗（例如，Bellack，Mueser，Gingerich，& Agresta，1977），它也常常包含在社交焦虑的治疗中（例如，Franklin，Jaycox，& Foa，1999）。它也在学校课程（Elias & Clabby，1992）中用来帮助有严重行为障碍的孩子（Durand，1991）。辩证行为疗法在人际互动有效性技巧中包括一个技能的模块，致力于改善边缘型人格障碍患者的普通关系困难（Linehan，1993b）；这些技能对表现出其他问题的人也是有帮助的。最后，沟通训练常常作为夫妻行为疗法的一个组成部分（e.g.Lawrence，Eldridge，Christensen，& Jacobson，1999）。

问题解决训练

问题解决的理论和疗法认为心理的困难常常和在有效解决问题上存在缺陷有关，通过旨在提高问题解决能力的特定干预致力于这些问题，才能减少心理症状（回顾，参见 Nezu，2004）。在过去的 30 年里，理论和研究都致力于问题解决疗法的发展，发现它在治疗心理障碍上是有效的，像单向抑郁症，社交恐惧症，精神分裂症和与长期医药障碍相关的痛苦，包括高血压。这个疗法一直是独立运用，同时也和其他治疗方法组合在一起工作，它一直面向个人、夫妻和群体（Nezu，2004）。

在这个模型里，问题解决被概念化为两个组成部分：问题定向和问题解决类型。问题定向（Problem orientation）指的是对自我效能感和结果的期待［从班杜拉的（1977a）的自我效能感理论提取］。换句话说，关注点是放在个人对自己有效识别并找出问题的潜在解决方案的能力的期待上，同样也放在他或她对"事实上，问题是可以解决的"期待上。此外，还有三种问题解决类型。理性的问题解决（Rational problem solving）被认为是适应性的，紧跟问题的定义和构想，产生出替代性的选择，作决定，执行方案和验证。相反，冲动 - 粗心（impulsive-careless）的类型就是以对问题的反应缺乏仔细的考虑为特征，回避（avoidant）类型以拖延和严重依赖其他人来解决问题为特征。治疗聚焦于培养积极的问题定向（积极的自我效能和结果期待），增加理性解决问题，减少冲动 - 粗心和回避的方法（Nezu，2004）。除了问题解决类型之外，研究结果都一致强调参与问题定向的重要性，这些研究结果认为临床问题是和负向的问题定向联系在一起的（回顾见 Nezu，2004），一项分解研究发现排斥在问题定向上做训练的问题解决疗法比完整的治疗在改善抑郁上效果差很多（Nezu & Perri，1989）。

刺激控制程序

刺激控制程序（stimulus control procedure）是指一系列试图改变既定刺激的功能的干预策略，可以减少也可以建立对既定刺激的反应，或者改变对既定刺激的歧视价值，这样，它将表明一个既定强化是否会跟随一个既定的行为之后（Poling & Gaynor，2009）。就像第 3 章中所描述的，很多临床问题在刺激控制之下都可以被理解，那就是一个特定环境或内在事件要么引发一个联想（经典条件反射），要么显示一个强化将发生在既定行为之后（操作性条件反射）。治疗通常聚焦于改变既定刺激的属性。

关于刺激控制程序的有实证支持的一个普通应用，是在失眠的治疗上（Morin et al.，2006）。这个治疗方法目的在增加卧室环境刺激和睡觉的联系程度，减少和不睡觉联系的程度。这样，当 15 分钟后还不能睡着时，来访者被指导离开卧室，同时也被鼓励在卧室节制除睡觉和性以外的活动（比如，看电视 ，阅读，吃东西）。通过系统地把卧室和睡觉相配对，而不是和醒着相配对，个体能够轻而易举地在卧室中睡着。

刺激控制程序也用于物质依赖的治疗中。就如第 3 章所述，物质依赖的人把使用物质和很多信号联系在一起，导致他们在很多情境中经验强烈的欲望。通过信号暴露，来访者被暴露在信号中，且不能使用物质，导致新的连接发生，这样冲动就减弱了，信号就不太可能导致依赖发生了。

刺激控制程序也应用于操作性学习情境（Poling & Gaynor，2009）。通过把注意力放在鉴别刺激上，像微笑或点头这样的社交信号，治疗可以帮助来访者识别最有可能强化社交行为的情境。这种干预帮助来访者学习在他们最适应的情境（比如，这些鉴别刺激出现的情境）中展示的新行为。

复发预防

复发预防是一个行为的方法，最初作为处理减少个体复发频率的附属治疗发展起来，这些个体已经从物质和酒精使用障碍中成功治愈了（Marlatt & Gordon，1985）。以前，当来访者不再常规地参加治疗时，治疗一般并不明确地致力于维持行为改变的方式。现在复发预防是很多治疗方法的组成部分，这些治疗方法都用自我控制来处理问题。复发预防的模型和技术也被吸收进行为的和认知行为的治疗方法中，治疗焦虑症和情绪障碍。对所有的行为疗法来说，在治疗结束之后，明确地致力于维持和恢复改进的方法是有极大帮助的。

马拉特和多诺万（Marlatt and Donovan，2005）提供了广泛的关于复发预防的描述和他们有效性的证据，纽林，洛夫里奇，哈里斯和惠勒（Newring，Loverich，Harris，and Wheeler，2009）提供了一个简短的回顾。复发预防的核心元素就是在失效（lapse）和复发（relapse）上加以区别。失效，是指问题行为再次发生；复发是指回到目标行为的底线。教会来访者这里面的区别可以帮助处理破堤效应。在破堤效应里，一个问题行为单一的发生（比如一个节食者吃了一块巧克力）可能看上去是对行为改变严重的威胁，这样这个人也会完全放弃努力（就是吃掉了整个蛋糕）。虽然这个模型是开发来用于行为控制中的问题的，但是它也应用于像焦虑和抑郁这样的临床现象。来访者可能把经验到一次惊恐发作或者一天的抑郁感受当成是失败的迹象，并放弃帮助他们在生活中作出重要改变的方法。提前预料到这个，并发展出处理失效的治疗对策可以帮助来访者回到对他们来说有效的方法中，或者不放弃，发展出新的行为，因为一个旧行为又临时出现了。

复发预防也包括预测失效可能发生的高风险的情境。预防包括辨识可能诱发问题行为的内部和外部的信号，来帮助来访者预测失效发生的可能，并有所准备或避开它们。这个模型也允许来访者利用任何一次失效作为被分析的信息来决定未来高风险的情境。治疗师和来访者共同工作，在行为链中，从多个点上来发展替代性行为避免失效，并克服它们。复发预防也包括学习和练习应对技能和对策来实现平衡的生活方式。

咨访关系的作用

和很多其他心理治疗不同，行为疗法传统上不强调治疗关系的重要性。在 1970 年，兰、梅拉米德和哈特（Lang，Melamed，and Hart）发表了一篇论文，论文阐述了对于 29 个女大学生恐惧的行为疗法的自动管理程序。在摘要中，他们推断，“一台被设计出来自动地管理系统脱敏的设备，和活生生的治疗师在场相比，对减少恐惧行为同样有效，这说明脱敏并不依赖于共同发生的人际互动”

（p.220）。即使是在最近的治疗发展的努力中，一些研究者研发出基于电脑的关注修正程序来处理很多焦虑症的关注偏向（例如，Amir，Beard，Burns，& Bomyea，2009），这意味着治疗关系并不是行为干预中的必要组成部分。一个普遍且不那么极端的方法认为，一个积极的治疗同盟是改变的必要条件，但要把大部分注意力都集中在行为干预的技术方面，较少关注治疗师、来访者和关系因素。但是，大量研究（多数来自非行为的研究者）认为关系因子是不同理论取向的治疗中的重要元素（例如，Castonguay & Beutler，2006；Norcross，2002）。随着对行为理论基本原理越来越多的关注，比如即刻的社会强化刺激在促进行为改变中的强大作用，外加过程研究的结果，带来了在行为疗法中对治疗关系的重新关注（例如，Gilbert & Leahy，2007；Kohlenberg & Tsai，2007）。

治疗师因素

治疗师因素被认为潜在地和治疗结果相关，从各种理论定向来说，包括共情、积极关注，一致-真诚和自我揭露（Castonguay & Beutler，2006）。从行为的视角来看，这些特征可以促进改变有很多理由，包括（a）它们用于社交上强化想要的行为；（b）它们提供了挑战人际期待的体验，并促进了治疗之外的人际行为更加灵活；（c）它们提供的人际行为的典范促进了治疗之外人际互动库的扩大；（d）它们推动了治疗中的投入和在治疗目标上的合作，也就增强了对家庭作业的履行；（e）它们使情绪参与更容易，情绪参与会促进恐惧结构的激活，这样新的信息就会被吸收进来。

回顾 CBT 30 年关于治疗师和来访者人际间的行为和结果的研究，凯杰瑟斯，夏普和胡格杜茵（Keijsers，Schaap，& Hoogduin，2000）总结，有一致的证据证实，在 CBT 中，罗氏治疗师变量（比如，温暖，共感，积极关注和真诚）和结果之间存在适度的关系。他们也指出，研究表明认知行为治疗师们表现出和洞见疗法的治疗师们一样多的积极关注和共情，甚至有比他们更高水平的情感支持。凯杰瑟斯等人表明，虽然多数研究在本质上是相关的，并运用治疗师的自我报告变量，但是一些实验模拟研究揭示这些治疗师行为提高了参与学习。因此，数据表明，温暖，共感，积极关注和真诚在行为疗法中是重要的治疗师行为。但是，这些关联背后的机制还没有确定。

凯杰瑟斯等人（Keijsers et al.，2000）继续指出，一些证据表明，来访者对治疗师有多自信，有多少技能以及有多积极的感知也可以在 CBT 中预测结果。他们指出这些研究评估了来访者对这些属性的感知，而不是这些属性本身。这些研究结果事实上可能反映了来访者的特质，而不是治疗师的特质，来访者把这些特质都归于治疗师，更可能会有积极的期待并更加活跃地参与到治疗中。

来访者因素

来访者因素是被假定在 CBT 中起到重要作用，它包括动机

（Miller，1985），期待改变，家庭作业依从性，人际问题（例如，Gorkovec，Newman，Pincus，& Lytle，2002），和讨论问题的开放度。来访者的开放可以促进情绪体验的深度，使治疗更加容易。虽然情绪体验的深度在其他理论取向的情境中被更加完全地研究，就像前面提到的，但是情绪激活被认为可以帮助激活相关的网络，让新的学习发生（Foa & Kozak，1986）。

凯杰瑟斯等人（Keijsers et al.，2000）得出结论：在 CBT 中，没有一贯确立来访者因素跟结果有关。但是，他们报告一些迹象表明来访者对讨论他们问题的开放度可能跟结果有关。此外，来访者对他们自己动机的感知可能预测结果，尽管治疗师或观察者对动机的评估并不确切地和结果相关。然而，即便很多研究都调查了家庭作业依从性在结果中的作用，但是数据并不能证实这个因素确实和结果相关。凯杰瑟斯等人表明这可能是由于有意义地评估依从性的失败（比如，评估依从的质量）。期待是一贯和结果相关的（比如，Borkovec et al.，2002）。有一项研究调查了认知行为疗法用于广泛性焦虑障碍中，人际问题的前处理是否能够预测结果，只有很少一部分确定的人际维度跟结果是显著相关的，尽管剩下来的人际问题在后处理中是确实与更差的结果相关的，这个意味着处理这些问题的失败会影响结果（Borkovec et al.，2002）。

关系因素

治疗关系中研究最多的一个方面就是工作（或治疗）同盟。

在最常用到的定义中，治疗同盟（*working alliance*）是指治疗师和来访者之间合作关系的强度和质量，包括他们两者之间的情感联结和他们对于治疗目标和达成目标所需的任务的一致意见（改编自 Horvath & Bedi，2002）。就像凯杰瑟斯等人（Keijsers et al.，2000）所说的，在使用测量来评估这个操作定义的研究中，治疗同盟在 CBT 中一贯温和地和结果相关，当这个同盟被来访者报告出来时，这种联结和相关要比治疗师报告出来更强。他们也报告了 CBT 相对于洞见疗法或者心理动力学疗法，它更早地和同级或者更高级的治疗同盟联系在一起。

在行为疗法中，工作联盟可以预言结果，是有很多原因的。坚实的联盟不但可以促进参与新学习所必需的暴露练习（S.A.Hayes，Hope，VanDyke，& Heimberg，2007），而且也可以提高其他家庭作业的参与度。它也可以为新的人际学习提供最佳的环境（Kohlenberg & Tsai，2007），就像情绪开放一样，可以以新的情绪联想来帮助学习。还需要更多的研究来确定坚实的联盟可以在行为疗法中推动改变的精确机制以及治疗师和来访者因素是如何影响坚实联盟的发展的。除此之外，还需要研究在行为疗法情境中同盟破裂修补的过程（Safran，Muran，Samstag，& Stevens，2002）。行为的焦点放在明确地发展两厢情愿的治疗模式，反复地推敲治疗目标和任务以及在分享的理解时处理任何一个不一致，可能会帮助处理正在发生的破裂，虽然这一点还没有得到经验性地证实。

案例分析

以下是运用行为疗法的三个案例分析。第一个案例演示了在治疗强迫症（OCD）中暴露和反应预防的运用。第二个案例说明了行为激活在治疗抑郁症中的运用。第三个案例提供了接纳行为疗法用于酒精依赖的例子。

用于 OCD 中的暴露和反应预防

暴露和反应预防［也被称为暴露和仪式预防（exposure and ritual prevention）或者 ERP］是研究出来最好的治疗 OCD 的心理方法，也是被美国精神病协会（2007）和加拿大心理协会（Swinson et al.，2006）出版的操作指南推荐的治疗 OCD 的首要方法。事实上，行为疗法（包括 ERP 和认知行为疗法）是仅有的被实证支持的治疗 OCD 的心理疗法。ERP 包括逐渐地暴露于恐惧的情境、想法和意象中，结合预防冲动的仪式和相关的安全行为。关于 ERP 的详细叙述，还有实证研究的回顾，可以在其他地方获得（Rowa，Antony，& Swinson，2007）。

帕克，16 岁，怀特高中的学生，因为侵略性和宗教性的强迫，还有反复检查和不断重复来就诊。他生长在传统的天主教家庭，即便他说他和他的家庭最近这些年都不如以前那么虔诚了。从他可以记事起，他偶尔经验了迷信的想法和行为。比如，时不时地他有一个侵入性想法：伤害他亲密的朋友和家人，“触摸木头”才能让他所爱的人安全。从 12 岁开始，他的侵入性想法和迷信的仪式逐渐增多，所以直到他来就诊，这些事情全天都在发生，对他的学校功课和关系产生了严重的影响。

详细的功能分析揭示了两大类恐惧诱发事件和强迫。第一组症状包括恐惧与撒旦、地狱以及其他邪恶的和神秘的符号相关的刺激。举例来说，当遭遇到这些词和短语时，他就会变得非常紧张，比如魔鬼，鬼，撒旦，地狱，罪恶，黑色安息日和 666，不管是写、说还是想（思考和心理意象的形式）。另一组诱发物包括看得到的形象使他想到这些线索，像恐怖电影，撒旦照片，穿着野人服的人。一旦可能，他都避开这些刺激以及可能会遇到这些刺激的情境（例如，阅读小说，看电视，看电影，在城镇某一处散步）。不管在现实中或是头脑中，当遇到这些诱发物时，他就摸他的十字架很多次，在心里念安全的词（例如，上帝，耶稣，天堂），来取代头脑中恐怖的词（例如，撒旦，地狱），并且重复一系列的祷告，直到他的恐惧减少。如果这些恐惧的想法在他正从事一些行为时进入他的头脑（比如，开灯，开门），他就会被迫重复这些行为，直到他可以没有这些恐惧想法来做这些事。

除了宗教的强迫以外，帕克还报告了侵入性想法，都是关于伤害他所爱的人的，包括父母、亲属、朋友和狗，使用的工具有刀、剪刀、钢笔和其他尖锐的物体。一般情况下，他都尽力躲开这些尖锐的物体，以免被它们包围。只要他一出现关于伤害他人的侵入性想法时，他就强迫性地要提醒这些人。他的攻击想法每天都发生，并且他使用很多对策来对付这些想法以减轻焦虑，这些对策包括压制他的想法，向其他人承认他的想法，从所爱的人那里寻找安慰，使自己分心和避开可能激起这些想法的任何情境（例如，当他拿着尖锐物体时身边围着其他人）。帕克的父母和女朋友习惯性地安慰他，他并不会按照他所想的去做。

帕克的前三次治疗面谈是每周一次。在第1次面谈中，关于情境和心理的诱发物的细节，侵入性想法和意象，强迫的仪式（包括外显的仪式和精神的仪式）就发生了。用耶鲁-布朗强迫量表（Goodman，Price，Resmussen，Mazure，Delgado，et al.，1989；Goodman，Price，Rasmussen，Mazure，Fleischmann，et al.，1989）来建立一个基线评估他的OCD的严重性。他的得分是30，处于严重的范围内。帕克开始完成监测表，在监测表中，他记录侵入性想法的频率和严重程度，他在强迫中冲动的强度，和他实际处在强迫仪式中的任意的时间。在他剩下的治疗中，他继续完成这些表格。帕克也被要求开始阅读《战胜强迫症》（*Getting Over OCD*）（Abramowitz，2009），这是很好地描述基于实证的治疗OCD的自助手册之一。

在第2次面谈中，我们向帕克介绍了ERP的基本原理。我们将重点放在恐惧诱发物（包括情境、侵入的想法和意象）和他用来减少恐惧的行为（包括强迫、回避、抑制紧张想法的意图）之间的功能关系上，将OCD的行为模式呈现出来。虽然他的强迫和其他安全行为在短期内降低他的恐惧是有效的，但是通过防止恐惧的消退也维持了长期的 OCD。我们教导帕克，要战胜 OCD，就必须从面对他所恐惧的情境开始，体验他的侵入性想法，而不要试图去压制它们，禁止使用强迫来控制他的焦虑。

因为执行暴露练习的原因，帕克的宗教关怀和他的关于伤害他人的侵入性想法是分开处理的。建立了两个不同的暴露等级（每个都有 15 个项目）——一个是宗教强迫的，另一个是他对于伤害他人的担忧。这个等级是在第 2 次面谈中和第 3 次面谈的开始设立的。他的等级项目的一些例子呈现在展品 4.1 中。

帕克和治疗师达成一致，从他关于伤害他人的强迫开始工作。面谈的频率增加到每周 2 次，在治疗的初期状态给帕克提供足够的支持。在第 3 次面谈中，他开始练习等级表中靠近中间的项目（比如，在治疗师面前用剪刀剪报纸），虽然在家里时，他起初是从列表中底层 3 个比较容易的项目开始练习的。帕克被要求在家里每天练习暴露一小时，每周至少 5 天，禁止所有的强迫仪式和努力克制伤害的想法。他被指导反复练习暴露项目，直到它们变得容易，然后才转到等级表中的下一个项目。帕克和治疗师达成一致，在暴露开始的第一周内每天保持简短的电话通话。在第 5 次面谈中，帕克的父母和女朋友参加进来了。虽然他已经让他们停止提供安慰（治疗师建议的），但他们还是继续安慰他，他们知道他并不会伤害他们。帕克和治疗师都赞成在一次面谈中把他们带进来，鼓励他们停止所有的安慰，那将会有帮助。

范例 4.1 帕克的暴露等级的项目范例

宗教强迫的暴露等级

- ■反复写出短语“我是撒旦”，30 分钟（项目 1）。
- ■在视频网站上反复观看电影“驱魔人”的恐怖的场景，60 分钟（项目 4）。
- ■当我和女朋友说话时重复使用单词“地狱”和“鬼”，30 分钟（项目 7）。
- ■在网上看鬼的图片，30 分钟（项目 8）。
- ■当女朋友和我说话时，听她重复说单词“地狱”和“鬼”，30 分钟（项目 12）。

伤害他人的强迫的暴露等级

- ■拿菜刀对着母亲的后背，30 分钟（项目 1）。
- ■在厨房切蔬菜，同时父亲背对着我坐着，45 分钟（项目 4）。
- ■当女朋友面对我坐着时，用剪刀剪报纸，45 分钟（项目 6）。
- ■想象用笔刺伤了我的兄弟，30 分钟（项目 9）。
- ■拿着笔的时候跟狗玩，30 分钟（项目 11）。

在第 8 次面谈中，帕克已经能够在诊室里面练习“伤害他人”等级表里最难的项目了，他开始看到所有练习项目上恐惧的降低，在家和在面谈中都是如此。他和他的治疗师都同意在这个时候引入关于宗教强迫的暴露。举例来说，帕克被要求在他的卧室的墙上贴上含有恐惧词语（比如，撒旦，地狱）和短语（比如，我爱撒旦）的标记，并禁止使用任何仪式（例如，祈祷，摸十字架）来降低恐惧。

一开始，帕克完成这些练习有点勉强，担心“他真的爱撒旦”

的标记是不是会曲解了上帝。他的父母也关心是否应该在房间里贴标记。这个家庭决定去咨询一下神父，神父也鼓励他们完成治疗。他向帕克及其父母解释道，上帝会明白这些暴露是用来治疗帕克的OCD的，并不是撒旦崇拜的一个标记。在暴露在宗教线索的第一周内，帕克和治疗师再次通过每天通话来保证帕克正在坚持完成练习，并且禁止任何时候参与到强迫中。

12次面谈之后，帕克的OCD症状明显地降低了。他在耶鲁-布朗强迫量表（Goodman，Price，Resmussen，Mazure，Delgado，et al.，1989；Goodman，Price，Rasmussen，Mazure，Fleischmann，et al.，1989）上的得分减到14了（在温和的中等范围）。在接下来的4次见面中，面谈频率又降低到每周1次。后来每两周一次，有2次面谈。当帕克在耶鲁－布朗强迫量表上得分是8的时候，治疗结束了。他仍旧有一些偶尔的侵入性想法，跟伤害他人和宗教强迫有关，但是他只有轻微的痛苦，并且不再引起损伤。在治疗的尾声，帕克很少参与强迫仪式了。但是，他还担心他的问题会在将来回来。他和治疗师达成一致，3个月内再见一次，来检查他的进步。在那个时候，他对自己有能力巩固他的收获而继续向前有了更多的信心。

用于重度抑郁症中的行为激活

圣地亚哥-里维拉等人（Santiago-Rivera et al.，2008）认为行为激活（BA）（Martell et al.，2001）可能是拉丁美洲人中干预抑

郁的一个有效方法，因为它的重点强调环境因素和行为改变。他们回顾了详细描述大量环境原因的文献，这些环境原因可能跟拉丁美洲人的抑郁相关联，他们也指出这个群体的抑郁症状可能跟缺乏控制的现实评估有关，而不是跟认知的扭曲有关，这点将作为干预的目标。这个案例分析是从他们的建议而来，这个建议是关于运用行为激活治疗一个抑郁的拉丁美洲人。

佩德罗是一个 38 岁的双语拉丁裔男人，他来就诊的主诉是有抑郁症状：没有希望，对曾经感兴趣的事物失去兴趣，不断增加的胃口和体重。他已经结婚了，有两个女儿，一个 10 岁，一个 12 岁，还有一个 14 岁的儿子。他和他的妻子 15 年前从墨西哥移民到美国；他的姐姐和姐夫住在附近，剩下的家庭成员都住在墨西哥。他将要去学校完成他的硕士学位，同时也在做兼职来供养他的家庭。他报告了很难跟上学校工作的进度并且婚姻关系的距离渐行渐远。他的妻子也在做兼职工作养家。他还报告了跟孩子们有距离感。在最初的面谈中，佩德罗表示对自己现在的功能水平很失望，对不能实现自己的期待有很多的自我批评和反思。他表达了他的内疚，为自己没能好好利用可用的机会，而这个机会其他家庭成员都没有的。

对佩德罗的治疗开始于一个临床评估，包括自陈测验，抑郁症状的初步监测和广泛摄取被评估的症状和与现在问题相关联的情境因素，同时还评估了佩德罗对治疗的期待，包括他的希望和恐惧。佩德罗也被问及他体验到的跨文化适应的压力（例如，迁移到美国来的过程是否是他喜欢的，面对适应的时候是否有任何挑战），还有他在美国期间体验到的种族主义和种族歧视的经历，治疗师使用开放式问卷敏感地涉及这些话题，并传达她的理解，这些体验在移民和少数人种群体当中都是很平常的。我们在佩德罗治疗的具体目标上努力，关注文化价值。考虑到他自认为是一个墨西哥美国移民［例如，跨文化适应的压力，被歧视的经历，家庭联结的价值（*familismo*），家庭中男性的角色和负责任（男子主义）］，治疗师运用了她关于价值的常识，这个常识可能会在佩德罗的治疗中起到作用，但会小心地询问这些价值在佩德罗生活中的具体作用，而不是因为他的种族背景，就假定每个问题的重要性。为了了解他的日常生活和他活动性的水平或者缺乏活动，治疗师请佩德罗描述了代表性的一天。她也知道她自己和佩德罗之间的文化差异，所以如果她以任何方式误解了他的经验，请佩德罗告诉她。

佩德罗的症状达到了重度抑郁症的标准。通过临床访谈，他意识到虽然自从他搬到美国来就经历了一些烦躁的感受，但是他的症状是从去年开始变得越来越严重的，那个时候他正好开始追求学位并离职了。伴随着他工作上的改变，其他环境也改变了，探索这些揭示出佩德罗曾经一直和几个墨西哥裔美国人一起工作，这些人他认识好多年了，而现在他和一群不认识的人在一起上课，而且和这些人之间也没有交流。他报告了在学校中遭受歧视的经历和体验。此外，当他开始上学时，他的日常生活改变了；他从一个有规律的生活走向了比较不稳定的生活。有时候晚上他做学校的作业到很晚，然后早上睡懒觉，而另一些晚上他又很早就上床，以便准时醒来参加早上的课程。在周末，他通常会学习熬到很晚，并在早上睡懒觉。熬夜到很晚，然后睡懒觉，尤其是在周末，也减少了他和家庭成员在一起的时间，因为他错过了家庭活动，比如在周日参加礼拜。

回顾监测表可以帮助确认回应模式，这个回应模式推动了佩德罗的抑郁和孤独。举例来说，来自学校的要求是一个很大的诱发事件。当他感觉到这些要求（诱发事件），他以无望、抑郁的感受和自我批评来回应（回应）。这通常又导致了拖延，上网或者看电视（回避模型）。这种回避又更多地助长了他的自我批评和无望的感觉，导致了他熬到很晚来完成工作，这个又打破了他的睡觉规律，并减少了和家庭在一起的时间。佩德罗还描述了一个负向的诱发物，比如他没有很好地养活自己的家人的想法，这个带来了悲伤和羞愧的感受，反过来又让他回避与家人和朋友之间的人际互动。

治疗刚开始的焦点是对佩德罗的抑郁症状达成共识，这个抑郁症状突出强调了环境因素的作用和他在持续的痛苦中习得的回避模式的作用。治疗师指出了佩德罗在追求学位中所面临的大量压力源（包括歧视的经历），强调了习得的回避模式随着对这些诱发源的反应而得到发展，并一直是抑郁的循环维持者。这个模型对佩德罗来说是一种新颖的方式来理解抑郁；但是，他可以看到这个模型所描述的他的经验模式。他报告说，当他开始看到他的抑郁症状是环境因素的结果而不是自己局限的结果时，他感觉轻松了。虽然他关心他可能没有能力改变他的行为模式，但是他回应了从“外部”采取行动的主意，而不是等待想要采取一个特别的行动。佩德罗的妻子也被邀请到面谈中，佩德罗和她分享了这个概念模型，并向她描述了治疗方法，这样她可以更好地理解他的经历，并在行为改变中支持他的努力。

在治疗过程中，佩德罗和治疗师一同工作，来辨识出聚焦激活的活动，包括列一个计划，去看姐夫和在之前工作中的朋友，这些人他曾经都回避的；起床和家庭成员一起去做礼拜；计划与妻子和孩子一起的活动，不管他有什么感觉；开始和班级里的人社交性地接触；参与到常规的锻炼中。通过监测他的活动和反应，佩德罗可以确定哪些活动是跟他的情绪的改进有关联的，或者是跟提高的功能有关联的，不管他的情绪如何，他使得这些活动成为他日常生活的一部分。注意力也放在日常管理上；治疗师建议佩德罗试着每天晚上在固定的时间睡觉，并在固定的时间起床，以减少不稳定睡眠模式可能带来的调节异常。佩德罗一开始比较勉强，不太愿意改变他的模式，因为担心它对完成学校作业有负面的影响。治疗师证实他的关切，问他是否愿意尝试更规律的常规几个星期，来看看它是否会出现这种他担心的效果，同时也处理他关于学校作业的回避模式，以把任何对他学习成绩产生的风险降到最低（在下个段落中讲述）。由于佩德罗可以看到他的睡眠模式是如何影响他的情绪更加问题化的，所以他同意暂时试一试。

佩德罗学习注意什么时候他对学校压力的诱发物采取反应，什么时候作出选择面对学校作业而不是回避它了。他发现面对他的作业，实际上改进了他的情绪，即便他还没有真正地想要这么做。随着时间的过去，他能够在一个设定时间段里完成他的学校作业，并留出晚上最后的时间和妻子在一起，这点减少了他们关系中的距离和冲突。逐渐地，佩德罗注意到情绪上极大的改善，对于活动的兴趣又回来了，和家庭成员之间联系的感觉又回来了。

用于酒精依赖的接纳行为疗法

随机对照试验说明接纳承诺疗法在治疗药物依赖障碍上有保障（e.g.，Hayes，Wilson，et al.，2004）。这个案例分析来源于用接纳承诺疗法和其他接纳行为疗法来治疗一个酒精依赖的女人。

奥德丽是一个 48 岁的白人，离婚了。她来就诊的主诉是酒精依赖有很长时间的历史了。她报告说，她青少年时就开始喝酒，结婚后的早期和她的丈夫一起，经常喝酒。婚后五年，她的丈夫停止过度饮酒并鼓励她也这样做。开始，奥德丽可以做到很少饮酒。但是，5 年以后，当她需要处理她妈妈慢性疾病的压力和自己工作上不断增加的压力时，她又开始定期喝酒。她的饮酒和她婚姻中不断增加的矛盾冲突以及她和家庭成员接触的减少相联系。最终，她丈夫决定因为她的饮酒，不能再和她在一起生活了，他们离婚了。奥德丽继续喝酒，一个人喝，和朋友一起也喝；但是，喝酒开始极大地影响了她的工作能力，她开始担心失去她的工作，这个出发点才促使她来治疗。

除了初期的临床访谈之外，治疗师要求奥德丽监测她的饮酒，并注意她饮酒行为之前的线索。由于一起回顾了这些表格，一个清晰的模式出现了。虽然饮酒成为奥德丽的一个习惯，所以她喝酒都不用想，但是她的饮酒多数时候都始于对焦虑或者悲伤情绪的反应，或者对想法“我是这样一个失败者”的反应。当她喝酒时，这些感受就消散了，然而通常它们在第二天就回来了，在她过度饮酒之后，又通过自我批评和评判恶化了。这个模式直接催化了她工作中出现的问题。她在项目上落后了，部分是因为她经常早上宿醉未醒而迟到。她是多么需要在某个既定的晚上早点上床睡觉，当她有这个想法时，她即刻经验到对工作表现的羞愧，并产生了她是失败的，是没有希望的想法。她用喝酒来回应这些诱发源，导致她又熬夜到很晚，醉着醒来。这样，她就不能改变她的饮酒行为了，尽管她真诚地想要提高她的工作表现。

治疗师描述了经验性回避的普遍性以及一些社会舆论，这些舆论常使人们感到他们应该能够控制好自己的内在经验，于是就有很多人去努力经验回避，经常性地这样做不是减轻他们的痛苦，而是加重他们的痛苦。奥德丽对这个模型回应很积极，但是表达了她的担心，她可能不能处理好她体验到的情绪。她也担忧可能不能改变她的行为，因为她过去试图做出改变失败了。

借鉴接纳承诺疗法和正念治疗，治疗师和奥德丽一起，帮助她减少她对内在体验的融合（或纠结）。她让奥德丽在面谈中和面谈之间都参与到正念训练中，先是感受的正念，然后联系想法和情绪正念，来培养出平息这些经验或从经验中去中心化的能力。治疗师还引入了减压练习，比如说“我有一个想法是……”，作为一种提醒的方式，想法是想法，而不是事实，像它们呈现出来的那样。治疗师还给奥德丽介绍“欲望冲浪”的概念，这样她就可以注意到她的饮酒欲望，而不需要跟它们斗争，或者喝酒是因为有这些欲望的结果（Marlatt & Donovan，2005）。用隐喻来解释跟内在体验做斗争可以被改变成一个支持的立场。举例来说，治疗师要求奥德丽想象举办一个派对，希望所有人都受到欢迎，但是接下来发现一个很烦人的邻居打算来参加（“乔，这个流浪汉”隐喻的说法来自接纳承诺疗法；S.C.Hayes et al.，1999）。奥德丽和治疗师一起探索出很多方式，来试图让这个恼人的邻居不要毁了这个派对，但是意识到任何限制这个邻居的努力都会限制奥德丽在派对中的体验。愿意让这个邻居留在派对中将给奥德丽带来自由，投入这个派对中。奥德丽可以看到这么类似的一个对她自己内在体验的反应将会怎样帮助她完全地投入到她的生活中去。

治疗师在最初的面谈中还花时间来了解奥德丽的价值观，或者什么对她是重要的（K.G.Wilson & Murrell，2004）。在初期评估中，奥德丽明显与对她来说重要的东西是分离的。她可以确认目标，比如不能丢掉工作，但她却在描述为什么工作对她很重要上有困难，除了工作可以付房租之外。她也能确定想要能够处理压力。治疗师要求奥德丽投入到一系列写的作业中，首先探索喝酒是如何进入她正在过着的想要的生活的，然后探索如果没有任何障碍，她希望过怎样的生活。这些主题通过治疗中多种多样的练习来探索，像要求奥德丽想象她希望墓碑上说些什么（作为一种评估，评估她想要什么样的生活），或者让她想象如果她可以处理压力，她将在生活中做些什么。

价值澄清的过程对奥德丽来说是很激动的，因为她开始认识到她并没有过着她想要过的生活。当她和治疗师开始辨识她想要以怎样的方式存在于这个世界上时，她可以使用正念技术了，她开始学会和她的体验待在一起了。举例来说，她说，她希望自己对朋友是有用的，可以提供关心和理解，就是因为她的饮酒行为，她曾经才没有经常做到这些。她也意识到她错过了婚姻情境下她曾体验的情感的亲密，她想要再次找回这种联结，这些是她开始治疗之前都未曾觉察到的。她也确定她珍视成为工作中的团队一员，她想要团队项目中她的那部分，对团队有贡献，并支持她的同事。通过这个过程，奥德丽确定她赋予社会联结多么强大的价值，认识到她的酒友成了她仅有的社会联结的来源，这也是她变得戒酒有困难的另一个原因。喝酒成了她仅有的可以对人们敞开的情境，尽管她也想不喝酒就能让自己情感上脆弱一些。

一旦她的价值方向确定了，奥德丽和她的治疗师为她选择了每周都要参加的体现价值的行为。奥德丽选择早点睡觉的行为，作为联结她的价值，成为一个对工作团队负责的成员。她能够使用正念技术来发现关于她失败的想法，她羞愧的情绪，并通过克制饮酒来回应这些想法，这样她就可以去睡觉了，并很早醒来，感觉很好地去工作，并从事她的项目。她开始计划认识不在社交场合喝酒的人，这样她就可以不用通过持续她的喝酒行为来实现她的社会联结价值了。她把正念带到这些互动活动中，这样她就可以更加完全地投入到这些有价值的联结中了。随着时间推移，她从这些有价值的行为中得到强化，她的工作改进了，她交到了新的朋友，这些朋友并不鼓励她过度饮酒的行为。当这些改变变得更加稳定时，她发现她越来越愿意接受在她追求有价值的行为的过程中升起的任何内在体验，她开始在网上约会了。虽然这个新环境与焦虑的想法和感受相联系，但是奥德丽能够正念地注意到它们而不是和它们融合在一起，并且仍然参与到对她有意义的行为中。她注意到当她去约会时，她有很强的欲望要喝酒，但是她能够克制不跟着这些欲望走（在它们上面“冲浪”），因为她很享受现在生活中更好的体验，她不再过度饮酒了。

当奥德丽准备好结束治疗时，治疗师在复发预防上花时间，让她准备好迎接未来可能导致她欲望和痛苦增加的体验，可能降低她平息这些经验的能力，并选择有价值的行为而不是及时反应来减轻痛苦。治疗师强调了持续关注的重要性，以巩固她与内在体验的新关系，也强调了持续检查价值观并选择有价值的行为的重要性。

行为疗法的障碍和挑战

行为疗法面临最大的挑战是在临床心理医生之中的推广和有的

放矢的使用。我们这节开始先讨论将行为疗法和基于实证的心理治疗传播得更广泛的障碍。接下来，我们讨论对来访者动机、依从性和治疗的矛盾心理的挑战。

通过专业培训向治疗师传播，并让他们使用

过去几十年出现了很多实证支持的治疗方法，它们中的大部分都在行为和认知行为疗法这把大伞下（Chambless et al.，1996，1998；心理过程提高和传播工作小组，1995）。然而，不幸的是，大多数实证支持的干预方法并不常常是来访者在临床实践中接受的治疗方法。举例来说，贝克尔，载福特和安德森（Becker，Zayfert，and Anderson，2004）从三个州随机选择了 852 名心理学家，调查了他们在 PTSD 中对暴露疗法的使用，该疗法是一种被很多随机对照试验支持的方法。在这个例子中，只有 28.5% 的参与者之前有过用于 PTSD 的想象暴露的培训，27.1% 的参与者受过用于 PTSD 的现场暴露法的培训，12.5% 的参与者有过用于其他焦虑症的暴露疗法的培训。在那些培训过在 PTSD 中使用想象暴露的人当中，54% 的人偶尔使用，只有 29% 的人在他们一半以上的 PTSD 病人中使用过。当治疗 PTSD 时，即便是在那些把“行为的 /CBT”作为他们主要取向的治疗师使用想象暴露也是有局限的，最常见的原因是缺乏足够的培训。这些研究结果认为心理治疗师可能没有在实证行为疗法上接受足够的培训。

有证据证明实证研究结果对心理治疗的社区实践只有有限的影

响。在有 2 600 人以上的由美国和加拿大心理治疗师参与的一个调查中，J.M. 库克、施努尔、拜亚诺瓦和科因（J.M.Cook，Schnurr，Biyanova，and Coyne，2009）发现从精心设计的随机临床试验中得到的数据，对心理健康提供者如何治疗心理障碍，只有相对很小的影响效果。反而，报道最多的对临床实践有影响的是过去的导师，书籍，读研时的培训和同事之间非正式的讨论。鉴于很少的心理治疗师使用基于实证的方法，乔皮塔和里根（Chorpita and Regan，2009）主张对心理治疗方法的研究必须超越它现在的焦点，即心理治疗方法是否有效和为什么它们有效，现在应该把重点放在传播有效心理治疗方法的最好途径，如果要在公共健康上产生任何重大影响的话。

依从性和动机

在行为疗法中最常见的挑战可能就是治疗过程中来访者对治疗师的依从性并不理想，来源于很多原因。举例来说，来访者可能未能遵守治疗，因为他们没有理解基本原理或程序（例如，对如何进行监测很迷惑）。类似地，紧张的日程安排可能会妨碍一些来访者完成家庭作业。害怕治疗程序中可能的伤害（例如，在完成内感受暴露练习的时候心脏病发作）也可能会破坏依从性，还有一些治疗师的行为也会破坏依从性。举个例子，没有充分地回顾家庭作业可能会给来访者一个信息，家庭作业不重要。

不服从的一个常见源头是对确定的目标行为的改变的矛盾情

绪。这就很像要被减少的行为是否是固有的被强化了（例如，药物使用），或者来访者来寻求治疗是否是因为外部的压力（例如，配偶或者法院指令），而不是内在的想要改变的欲望。因为行为疗法经常要求来访者增加行为的频率，可能会让人不愉快（例如，当感到抑郁和疲惫时，增加活动的水平，在治疗焦虑症中面对恐惧的刺激），或者减少他们喜欢的行为（例如，减少赌博或暴饮暴食），投入和动机的一定水平是必需的。

最熟练的行为治疗师是使用一系列方法来提高来访者对治疗过程的承诺。例如，他们会在面谈之间安排一次简短的通话，或者把家庭成员囊括在治疗中来保证来访者在治疗诊室之外也能够投入。治疗师也会和来访者一起围绕干涉治疗的任何障碍（比如，行程冲突）解决问题。在暴露治疗的案例中，治疗师试图确保暴露练习在最佳节奏上进行。采取措施太慢会导致进步太慢，进步太慢反过来又导致动机的丧失。但是，采取措施太快也会导致暴露中无法抗拒的恐惧，这又负面影响依从性和动机。治疗师的重要作用之一就是确定对动机来说可能的障碍和威胁，并帮助来访者战胜这些挑战。

最近几年，动机访谈技术出现了，作为一个非常有帮助的干预手段，来解决矛盾心理，增强治疗的动机。这个在药物使用的治疗中成功地运用了，提高了对健康行为的依从性（比如，练习，用药依从性）。关于治疗饮食障碍、焦虑症和其他病情的数据也成功证明了这点。一般来说，动机访谈在 1 ~ 3 次面谈之间，后面紧跟着开始另一种实证治疗（例如，CBT），尽管研究已经支持动机访谈技术的使用可以作为物质使用障碍的单独的治疗方法（Arkowitz，Westra，Miller，& Rollnick，2008；Miller & Rollnick，2002；Rollnick，Miller，& Butler，2008；Rosengren，2009）。简单地说，动机访谈技术聚焦于帮助来访者考虑改变的代价和获益，辨识想要改变的内部原因，和探索有助于治疗的矛盾心理的其他因素。和倾向于非常直接的行为疗法不同，动机访谈技术是一个基于实证的，以来访者中心的方法，避免来访者产生任何假设，关于是否应该在既定的时间参加治疗。

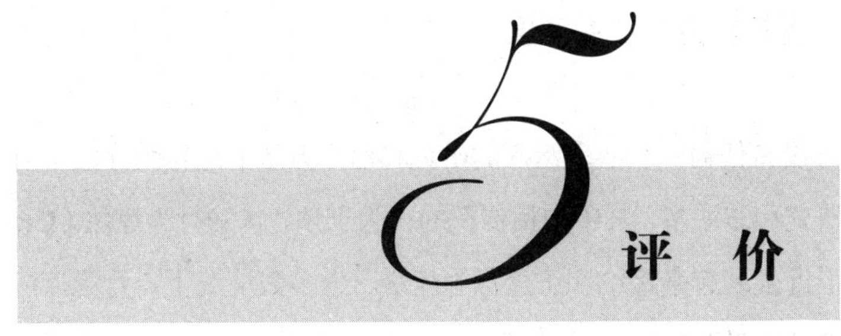

5 评价

CHAPTER FIVE

行为疗法是得到最好的研究的心理疗法中的一种，已经被证明对很多问题有效。在这一章里，我们回顾基于实证的行为疗法，包括关于几个具体障碍的研究，检验行为疗法局限的研究和行为疗法用于不同背景的来访者的研究。

支持行为疗法的证据

没有任何一种心理治疗的研究和治疗方法能比行为疗法下所属的研究和方法多，其中包括传统的行为干预，认知行为疗法（CBT）和最近发展起来接纳和正念行为疗法。大多数情况下，行为疗法已经被证明是良好控制下研究的最有效治疗方法之一，也被证明在临床环境中是有效的，临床环境中的治疗更加自然。在大多数研究中，传统的行为方法（例如，暴露）是和认知疗法结合在一起使用的，所以，在这一节中，我们涉及一系列行为疗法，包括 CBT，通常把认知和传统的行为技术都包括进来了。

临床心理学协会（The Society of Clinical Psychology）（美国心理学协会第 12 个分会）管理了一个网站（http://www.psychology.sunysb.edu/eklonsky-/division 12/index.html），里面描述了基于实证的治疗方法，用于广泛的问题（例如，用于失眠的基于生物反馈的治疗方法，用于精神分裂症的 CBT，用于抑郁的情绪聚焦疗法）。这个网站也指出每种疗法是否被研究有力地支持、适度地支持还是有争议的，也提供一些参考文献和关于如何获得每种疗法的培训的信息。

在写作这本书的时候，这个网站描述了总共 60 种治疗方法用于具体的心理障碍。40 种治疗方法列表中有 38 种得到了大力支持，16 种治疗方法列表中有 11 种得到了中度支持，这些方法都是行为的方法（临床心理学协会，2010）。换句话说，临床心理学协会回顾的基于实证的治疗方法绝大部分似乎都在行为疗法的范畴内，从广义上讲，包括暴露疗法、认知干预、行为家庭疗法、问题解决训练、生物反馈和其他改变行为的对策。

最近一篇文章回顾了 16 种很好地开展的 CBT 治疗方法研究的元分析（Butler，Chapmen，Forman，& Beck，2006）。这篇文章只回顾了包括认知或认知行为疗法的研究，并没有包括仅仅基于传统行为疗法的研究（虽然这篇文章中回顾的很多认知行为疗法将传统的行为技术作为治疗方法的一个部分）。这个回顾考虑到 16 种元分析，包括 9 995 个参与者，332 个研究。这些研究包括 562 对比较，覆盖 16 种障碍或种群，包括焦虑症、情绪障碍、精神分裂症、关系问题、愤怒、贪食症、性侵犯，慢性疼痛和儿童内化障碍（例如，抑郁、焦虑）。这份回顾证实了无数个体研究曾经所显示的：CBT 对很多心理问题都是一种有效的治疗方法。

研究也评价了行为疗法的成本—效益。最近的一篇文章回顾了对 CBT 用于焦虑症、情绪障碍、精神病性障碍和躯体形式障碍的 22 种健康经济学的研究（Myhr & Payne，2006）。在美国、加拿大、英国、澳大利亚和德国的研究证据都认为 CBT（单独使用或者和药物治疗结合使用）都会带来症状的改善，值得花费成本。事实上，通过减少使用保健服务实现的节约成本一般都可以覆盖和 CBT 直接相关的成本。

很多研究都证实了行为疗法的积极有效性，对研究的完整回顾已经超出了本书的范围。支持各种各样行为方法的证据的综述可以在其他地方获取（e.g.，Nathan & Gorman，2007；O’Donohue & Fisher，2009）。在这一部分，我们提供一些对行为疗法的元分析研究的案例，这些行为疗法用于挑选出来的常见心理问题：抑郁症、焦虑症和精神分裂症。

元分析（meta-analysis）是指用统计方法来总结和整合多项研究的结果，相对于任何单独研究（Nestoriuc，Kriston，& Rief，2010），这会带来对一个特殊干预方法的效果更为精准的估计。虽然元分析是从大量研究中合成研究成果的一种非常有用的方式，但其结果会受到它所包括的研究的质量、它用来整合研究的方法和很多其他潜在的偏爱和限制的影响。所以，元分析研究的结果要谨慎解释，就像一个人应该谨慎解释任何一个研究结果一样（Nestoriuc et al.，2010；Zwahlen，Renehan，& Egger，2008）。

抑郁症

对于有重度抑郁症的人，很多行为的方法都能有效改善他们的情绪或降低复发率（Craighead，Sheets，Brosse，& Ilardi，2007）。

用于抑郁症的基于实证的治疗方法的例子包括行为激活、问题解决疗法、社会技能训练、自我控制疗法、行为婚姻疗法、正念疗法和CBTs（CBTs是包括认知和行为技术的多种多样的组合）。

用于抑郁症的行为激活（一种治疗方法，包括教抑郁症的人增加他们的活动水平）被至少34组随机对照研究评估，最近两项元分析做出结论，行为激活是一种治疗抑郁的得到确认的治疗方法，其效果和其他得到确认的方法一样好，像认知疗法（Cuijpers，van Straten，& Warmerdam，2007；Mazzucchelli，Kane，& Rees，2009）。由埃克斯、理查兹和吉尔博迪（Ekers，Richards，and Gilbody，2008）得出的另一项元分析推断行为疗法干预治疗抑郁症比支持性心理疗法和简易心理疗法更加有效，和CBT一样有效。对于问题解决疗法的元分析发现这种治疗方法和其他心理疗法和药物疗法治疗抑郁症一样有效，在各种控制条件上更加有效（Bell & D'Zurilla，2009）。

行为疗法在降低抑郁症的复发上也是有效的。最近由维坦吉、克拉克、邓恩和贾勒特（Vittengl，Clark，Dunn，and Jarrett，2007）得出的元分析回顾了28项研究（一共有1 880个参与者），关于CBT用于阻止抑郁复发。在急性CBT的标准进程之外并没有接受后续治疗的人中，29%的CBT回应者在1年内复发，54%的回应者在2年内复发——是其他基于证实的心理疗法典型概率，虽然低于那些接受紧急治疗之后停止用药的人的复发率。然而，当CBT在标准急性治疗阶段之外，仍然继续时，在CBT继续的阶段，复发率有 21% 的下降，在随访观察阶段，复发率有 29% 的下降。一般来说，延长 CBT 的持续时间比其他后续的疗法，包括药物疗法，更加有效。

我们应该注意 CBTs 不是唯一的治疗抑郁症的基于实证的心理疗法。在一项最近的元分析中，邱吉普斯，范·斯特拉顿，安德森和范·奥本（Cuijpers，van Straten，Andersson，and van Oppen，2008）检验了 53 项比对效果研究的结果，用来评估 7 种主要的心理疗法用于轻度到中度抑郁的效果，这些疗法包括 CBT，非指导性支持性心理疗法、行为激活、心理动力学心理疗法、问题解决疗法、人际关系心理疗法和社会技能训练。一般来说，所有的治疗方法基本同等有效，除了人际关系心理疗法比其他方法略微有效一些，非指导性心理疗法比其他方法的效果略微欠缺一些。但是，同一个小组公布的另一项研究表明之前的元分析研究可能过高估计了用于抑郁症的心理疗法的效果，因为包括了很多低质量的研究，在低质量的研究中，心理疗法倾向于有更强的效果（Cuijpers，van Straten，Bohomeijier，Hollon，& Andersson，2010）。此外，虽然人际关系心理疗法被认为治疗轻度到中度抑郁有略高一点的效果（Cuijpers et al.，2008），但是最近的一项研究把人际心理疗法和 CBT 进行对比，发现 CBT 用于重度抑郁时比人际关系心理疗法更加有效（Luty et al.，2007）。

元分析支持在成人抑郁症患者中使用行为的和认知行为疗法之外，行为疗法被认为在治疗儿童和青少年的抑郁症上也有显著（虽然谦虚的）的效果（Klein，Jacobs，& Reinecke，2007；Weisz，McCarty，& Valeri，2006）。行为疗法在减少老年、成人的抑郁上也是有效的，尤其是包含 7 ~ 12 次面谈的治疗（Pinquart，Duberstein，& Lyness，2007）。

最后，还有证据支持 CBT、小组心理教育和行为家庭治疗在治疗躁郁症中的效果。在所有的案例中，心理疗法都和药物疗法结合使用的。行为疗法似乎可以帮助躁郁症的人降低复发和重现的危险（Beynon，SoaresWeiser，Woolacott，Duffy，& Geddes，2008；Miklowitz & Craighead，2007）。

焦虑症

行为的对策用于治疗焦虑症的有效性是确定下来的（Antony & Stein，2009）。行为的技术用于治疗焦虑症一直以来都是有效的，可以单独使用（例如，用于特殊恐惧的暴露疗法），也可以有多种组合使用（例如，用于社交焦虑障碍的暴露和认知疗法）。这些方法用于治疗多种多样的焦虑症的方法是有效的，包括暴露、反应预防、认知重建、放松训练、正念和接纳疗法、社会技能训练，仅举几个例子。

霍夫曼和斯米茨（Hofmann and Smits，2008）在关于 CBT 用于焦虑症的研究回顾中辨识了 1 165 项研究。在这里面，只有 27 项满足他们的元分析的入围标准。他们总结 CBT 是治疗焦虑症的一项有效的治疗方法。然后，他们的结论又变得相对缓和，源于一个告诫，即很多人只是部分地对 CBT 有反应，一些人对 CBT 没有任何反应。虽然还没有其他方法在治疗焦虑症上比 CBT 更加有效，但是提高的巨大空间还是存在的。这项研究的结果确定了那些从其他元分析得出的结论，就是 CBT 用于治疗一系列焦虑障碍都是有效的。即便是在一个控制少的真实世界的环境中评估治疗效果的有效性研究中，CBT 还是一个备受支持的治疗焦虑症的心理治疗方法（Stewart & Chambless，2009）。

除了在一般的成人例子中有效，CBT 也在治疗更年长的成人（Hendriks，Voshaar，Oude，Keijsers，Hoogduin，& van Balkom，2008）和儿童（In-Albon & Schneider，2006）的焦虑症中似乎也是有效的。研究也支持在治疗焦虑症中使用基于互联网和电脑的认知行为疗法（例如，Reger & Gahm，2009）。

最后，除了一些对跨越所有焦虑症的 CBT 的大型的元分析评估外，很多元分析都支持在特定焦虑症中使用行为的方法，包括惊恐障碍（例如，Mitte，2005；Sánchez-Meca，Rosa-Alcázar，Marín-Martínez，& Gómez-Conesa，2010），社交焦虑障碍（例如，Federoff & Taylor，2001），强迫症（例如，Rosa-Alcázar，Sánchez-Meca，Gómez-Conesa，& Marín-Martínez，2008），创伤后应激障碍（例如，Bisson et al，2007），广泛性焦虑障碍（例如，Covin，Ouimet，Seeds，& Dozois，2008）和特定恐惧症（Wolitzky-Taylor，Horowitz，Powers，& Telch，2008）。

精神分裂症

大量行为疗法被证明治疗精神分裂症是有效的，虽然经常和药物疗法结合使用。在对22项研究的一个元分析中，社会技能训练给精神分裂症患者带来了社会和日常生活技能上、沟通功能上和负面症状上适度的改善（Kurtz & Mueser，2008）。最近这几年，认知行为疗法得到发展，直接以阳性症状作为目标，像妄想信念。CBT看上去对阳性症状有小到中的效果，对情绪和一般功能也是一样的效果（Wykes，Steel，Everitt，& Tarrier，2007）。此外，因为研究中方法论上的局限，效果的尺度会被放大，比如在那些没有什么试图掩饰小组分配的研究中（Wykes et al.，2007）。最后，元分析的证据也支持对家庭使用认知矫正和心理教育应对干预。

结论

除了关于抑郁症、焦虑症和精神分裂症的研究以外，控制结果的研究也支持在许多各种不同的问题上使用行为对策，包括儿童品行障碍（Kazdin，2007），药物使用障碍（Dutra et al.，2008；Powers，Vedel，& Emmelkamp，2008），失眠（Moul，Morin，Buysse，Reynolds，& Kupfer，2007），饮食障碍（G.T.Wilson & Fairburn，2007），有效养育（de Graaf，Speetjen，Smit，de Wolff，& Tavecchio，2008）；各种各样的健康关怀，像紧张性头疼（例如，Nestoriuc，Rief，& Martin，2008），老年人慢性疼痛（Lunde，Nordhus，& Pallesen，2009），和儿童减肥（Young，Northern，

Lister，Drummond，& O'Brien，2007）。事实上，只有很少的问题，行为疗法不能带来一点减轻。

行为疗法的局限

一般来说，行为疗法对很多心理问题和广泛的人群都有效，包括不同年龄组的人，来自不同文化和种族背景的人。然而，很多来访者在行为疗法之后只是部分的受益，一些来访者甚至没有任何受益。这并不是说必须为这些来访者寻找另一种更加有效的心理治疗方式。预测行为疗法效果的很多因素同样也容易影响另一种治疗的效果，一般来说，尽管关于非行为的心理治疗用于大多数特定心理问题的研究相对比较少。

行为疗法的效果会被一系列来访者相关的因素影响，会被跟治疗师和治疗过程有关的变量影响（回顾，见 Antony，Ledley，& Heimberg，2005）。举例来说，在 CBT 用于惊恐障碍中，症状严重性，伴随的人格障碍，伴随的抑郁，治疗关系的质量，治疗动机和对面谈间作业的依从性都可以预测治疗效果（McCabe & Antony，2005）。然而，这些变量和治疗效果之间的关系常常是适度的，研究也常常有相互矛盾的结果。

除此之外，来访者关于治疗的期待可能会影响治疗效果（Westra，Dozois，& Marcus，2007），这就是说，一个偏爱非行为疗法的来访者从行为疗法中可能会很少受益。信念和期待也预测治疗之后的复发和重现。举个例子，在一个双盲研究中，一个惊恐障碍伴广场恐惧症的个体通过心理疗法（要么暴露，要么放松训练）和药物疗法（要么阿普唑仑，要么安慰剂）结合起来治疗，巴索格鲁等人（Basoglu et al.，1994）发现期待和信念与长期效果有关。具体来说，一个病人相信他们的受益是因为药物治疗（不管他们是否吃了阿普唑仑或安慰剂）而不是心理治疗的程度跟他们经历退缩症状的可能性相关联，可能会导致后续的 6 个月随访跟进变得更糟糕。一个人，相信他们的改善跟心理治疗（而不是药物治疗）有关，在他们中断了药物和行为疗法之后，将会不太可能在后续随访中经历症状的恶化。

和来访者的期待相关，动机和依从性也影响治疗效果。行为疗法是一个积极的干预，需要来访者投入大量的时间和精力在治疗过程中。动机较弱和在面谈期间缺乏依从性会对治疗结果有负面影响。对治疗有矛盾心理的个体，融入提高动机的方法是有用的，像动机访谈技术，这是一个以来访者中心的干预，设计出来帮助来访者解决矛盾和提高动机的。在认知行为疗法解决大量心理问题过程中运用动机访谈技术可以提高其效果（Arkowitz et al.，2008）。

行为疗法可能需要适应不同的来访者（Federici，Rowa，& Antony，2010）。举个例子，对于缺乏智能有效使用某些特定方法的发育性残疾的人来说，需要聚焦于不那么依赖像认知重建和自我监测表那样复杂技术的对策（例如，Klein-Tasman & Albano，

2007）。在低认知功能或低智力功能的情境下治疗大多数心理障碍（例如，焦虑症、抑郁症）的研究非常少，尽管基于操作性条件反射的方法已经确定下来，帮助发育障碍的人处理特定的问题行为。

也有一些案例用标准的方式管理行为疗法，是存在潜在风险的。举个例子，虽然暴露在驾驶中是很多有驾驶恐惧的人选择的治疗方法，但是标准的暴露疗法可能并不适合一个在驾驶时容易发生严重头晕的人。在这些案例中，暴露需要逐渐地发生（来减轻眩晕）或者全部避免，而选择其他方法，像认知重建，放松训练或者药物疗法。像这样的案例，暴露在虚拟的现实中可能受益。

类似的，虽然大多数有性强迫的 OCD 患者不会造成什么危险，但是有些个体会同时有 OCD 和恋童癖的特征，当他们产生关于儿童的侵入想法时，他们就以性兴奋来回应这些想法。对多数经历过不想要的包含儿童的性强迫 OCD 来访者来说，暴露在儿童在场的情境和含有儿童的侵入想法中是合适的治疗方法，但是，如果一个来访者正在经验不恰当的对儿童的性想法时（即便他或她对这种想法感到痛苦），他性兴奋了，暴露就是一种禁忌，其他的基于实证的治疗方法（比如，药物疗法）将会更好。在对一个特殊的来访者开始治疗之前，有关安全和潜在的种族关怀问题必须被考虑到。

最后，很重要的一点就是，有时候从行为疗法中观察到的局限并不反映行为模型的不足，而只是具体治疗对技巧和经验的缺乏。

成功的行为疗法依赖于精准的功能分析，选择恰当的目标行为和强化刺激物，选择适当的干预。保证治疗师接受足够的培训是行为疗法成功的关键。

对来自不同背景的来访者的功效

就治疗的所有形式来说，将行为疗法用于任何确定是少数民族或者边缘化状态的来访者身上，经验基础显然是不够的。幸运的是，在治疗中对文化元素的关注需求越来越受到关注，这带来很多有用的资源来帮助临床医生为不同背景的来访者提供行为的或者认知行为的治疗（例如，Hays & Iwamasa，2006，文化回应 CBT；Martell，Safren，& Prince，2004，对于 CBTs 用于女同性恋者、男同性恋者和双性恋者），也为文化回应实践提供了更多的通用指南（例如，Hays，2007；Sue，2006）。

有几个关于行为疗法或 CBTs 的随机对照试验在来自少数民族或少数种族背景的来访者身上开展，初步支持了这些疗法的效果。举个例子来说，少数几个研究证明 CBTs 在治疗拉丁美洲人和拉丁裔人的抑郁症上有效果，尽管改善的量的大小不如实验中大多数白人来访者多（回顾，参见 Organista，2006）。非裔美国女人所做的团体惊恐控制的随机对照试验揭示出在接受过治疗的人中，有很明显的症状改善（Carter，Sbrocco，Gore，Marin，& Levis，2003）。

在一个初始随机对照试验中，文化适应的 CBT 用于有抗治疗的创伤后应激障碍和惊恐发作的柬埔寨难民上，导致在一系列症状上都有显著的改善（Hinton et al.，2005）。

对于行为疗法用于不同背景的来访者，还缺乏一个发展完好的实证研究的体系的指引，这个时候，治疗师在治疗不同背景的个体时需要参与到理论和实证的研究中，对这一点的回顾已经超出了本书的范围，同时治疗师也需要参与到关于行为原理的理论和研究中。就像海斯（Hays，2006）所提到的，重要的第一步是参与进来，持续不断地增长对特殊文化群体的知识和经验，以此来揭示一些文化上的偏见，这些偏见可能会破坏一个人跟来自特殊背景的个体有效地工作，并对特殊文化群体保持尊重。这本书中之前引用的部分对这个重要的过程已经提供了有用的最初的几步和指导了。一个谦卑的态度和对忽视、没有经验以及所有治疗师有的偏见的觉察在这个过程中都是很重要的。

行为的方法有一些内在的力量可以对它们在文化回应治疗中的应用有帮助。把重点放在环境成因元素上，优先假设所有在特殊情境下发生的行为都是功能性的，这两点提供了一个框架，来概念化来访者在其所处的文化环境中的当下的难题。功能分析探索一种方式，即情境因素是如何促发了很多受压迫的群体成员的心理健康方面的问题。这种方法也可以帮助减少特殊文化群体中经常和心理健康问题相关连的污名，因为功能分析可以解释情绪和行为是如何与情境和学习史相关的，而不是反映来访者的脆弱。不管怎样，一个从文化角度考虑的行为治疗师需要扩大评估的典型目标，把文化相关的因素包括进来，有价值观和心理健康问题的概念模型，治愈和支持的来源，来访者自己以及来访者家庭的文化认同或文化的状态。此外，治疗师必须参与到那些存在于来访者生活中的障碍，那些因为歧视和体制不平等，语言能力，资金紧张和其他环境问题引起的障碍。行为的理论常常忽视真正的环境的约束，这些使得来访者的经验都是无效的，并降低了来访者促进改变的能力。田中 - 松芝，塞登和拉姆（Tanaka-Matsumi，Seiden，& Lam，1996）为从文化角度考虑的功能评估提供了一个有用的模型，冈崎和田中 - 松芝（Okazaki and Tanaka-Matsumi，2006）更广泛地讨论了评估中的人文关怀。

行为疗法的另一个潜在力量是把重点放在合作的治疗关系上，在关系中，来访者被看作自己经验的专家。合作的概念模型和治疗计划的发展使得考虑来访者的文化背景成为必需，并且把这点看作是在治疗目标和实现这些目标的积极意义上起到作用。尽管如此，行为治疗师需要注意治疗关系中固有的权力不平衡，如果治疗师使用了主流文化来确定来访者，可能会反映体制的不平等。还有，如果来访者和治疗师来自不同的背景，发展合作的治疗关系将会增加挑战。治疗师必须注意这些挑战，努力让来访者确信他或她的活生生的经验在整个治疗过程中，被完全地理解和考虑到。这可能包括不断地修订概念模型和治疗计划来找到一个共同的观点，让治疗的进步更有成果。除此之外，行为理论从西方传统中发展起来，反映了西方固有的价值观，像重点在个人主义而不是集体主义，目标和幸福，也会把重点放在科学调查上，而不是信念和灵性的模型上。治疗师必须小心，不要将这些价值观强加给来访者，而是要让来访者自己的价值观来引导目标和治疗过程。对于家庭联结和相互依赖的关于自我的观点很突出的来访者，治疗中把家庭成员包括进来是可能有用的。此外，在接纳承诺疗法和其他接纳行为疗法中强调有价值的生活可能会是确保来访者价值观，而不是治疗师价值观的一种方式，从而形成了治疗（Lee，Fuchs，Roemer，& Orsillo，2009）。关注文化的力量与治愈和支持的来源可以帮助确认一条通向行为改变的文化上一致的道路（Hays，2006）。

行为疗法的另一个潜在力量是聚焦于将想法作为一个功能，像任何一种行为一样，但不一定在回应中起到成因的作用（和认知模型相比）。虽然认知治疗师们冒险回应基于文化的信念，像“不理智的”，或者试图质疑这些信念，可能会疏远了来访者并削弱了治疗同盟，但是行为治疗师们将会自然地更多地聚焦于帮助来访者明确在情境中积极回应的方式，而不管产生的想法。尽管如此，对基于文化的信念和这些信念可能在行为改变中起到的作用保持敏感是必要的。此外，治疗师们也必须注意他们自己潜在的偏见，在这些潜在的偏见中，他们所认为的“理想的”功能是什么，并保证他们的目标和来访者的目标是一致的。

考虑到面谈之间的作业和练习，行为治疗师们也需要注意来访者的情境。一般的行为协议假定来访者会花大量时间在家里参与治疗任务，最小程度地被打断，这可能和很多来访者的现实经验并不一致。致力于这些计划中的作业的功能（例如，注意引发特殊反应的想法和线索，发展出像放松或者正念的技能）会引导治疗师改变作业，使之与来访者真实的生活相一致。更简短的练习，包括在参与其他任务时，更多非正式的练习（例如，在做家务时同时做腹式呼吸，坐在公交车上练习正念），更简短的监测方法（比如，核对观察而不是将观察写出来，每天记录观察 1 次，在治疗情境中回忆环境而不是在面谈之间监测环境）可以帮助来访者获得技能和观点，即作业是为了帮助提高，同时还现实地适应来访者生活的复杂性。

之前的评论只是一个简短的介绍，关于为广泛背景的来访者提供行为疗法时的注意事项，这些背景有种族、人种划分、阶级、年龄、性取向或者其他显著的身份。对于所有取向的治疗，治疗师应该遵循有效实践的多元文化指南。

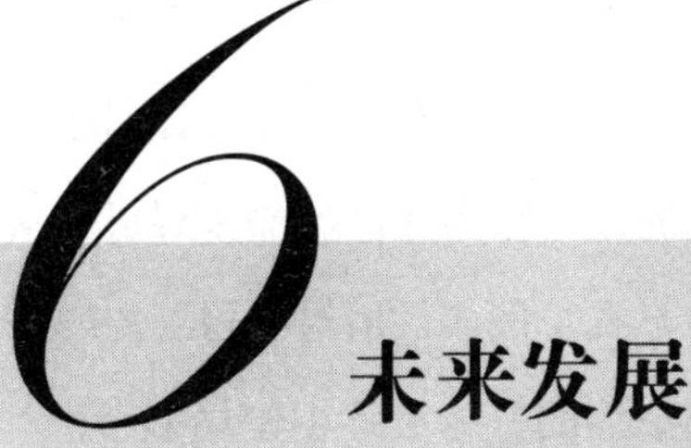

6 未来发展

CHAPTER SIX

由于有强大的实证研究作基础，当研究持续指导行为疗法的修正和扩张时，行为疗法很可能不断进步。这里我们突出一些现在和将来研究的重要领域。

利用基础研究来确定能够帮助新学习的因素

历史上，从基础研究中可以得到用于心理治疗的行为原理，与此一致的是，行为疗法新的发展可以从实证研究中得到提高新学习的潜在方式（例如，消退学习）。一个前景广阔的研究新领域包括在对焦虑症的暴露治疗中使用 D- 环丝氨酸（DCS；N- 甲基 -D- 天冬氨酸受体不完全激活剂）（Norberg，Krystal，& Tolin，2008）。在动物身上的研究发现注射 DCS 提高了恐惧学习的消退，导致临床研究者们去探索在暴露疗法中使用 DCS。

从关于动物和人类研究的元分析（Norberg et al.，2008）中发现 DCS 和安慰剂相比，在暴露疗法中助推恐惧消退，有着更显著的、更大的效果。其效果在动物研究中比在人类研究中大，而在人类研究中，临床效果又比非临床研究效果大。DCS 被发现在特定恐惧症、社交恐惧症，惊恐和强迫症的研究中，可以有助于暴露疗法；诺贝格等人（Norberg et al.，2008）指出研究更复杂障碍的，像创伤后应激障碍，也需要 DCS。他们总结在一个消退或者暴露试验之前或之后不久使用 DCS，这样看上去是最有效的，这也使得暴露疗法更加有效。虽然后续随访的研究为持续的收益提供初始的证据，但还需要更多的研究来确定用药剂量和时间，还有评估收益的维持。

除了继续研究 DCS 在增加暴露疗法效果上的功效之外，还需要更多的研究来确定最大化学习的条件以及它的普遍性。克拉斯克等人（Craske et al.，2008）详细描述了关于很多有前景的促进学习的对策（包括 DCS），这些对策从现在的实验研究中得出。举例来说，他们建议在暴露中融入多元条件刺激和故意加强来访者对厌恶事件发生的期待的错配效果，可以提高非恐惧联想的学习。他们还建议在暴露试验中出现的提取线索将出现在新的情境中，这样可以在情境改变时减少恐惧联想再次回来的可能性。对这些方法和其他方法在人类临床样本上的研究是需要的。行为疗法和研究者们也应该继续借鉴神经科学在检验情绪学习机制方面的研究成果，来报告治疗的发展。

价值澄清和有价值的行为在行为疗法中的作用

接纳行为疗法的发展已使很多研究在一系列结果上调查正念和接纳的效果。这项研究要继续，并且对情境的关注要增加，在这些情境中，接纳行为疗法带来有益的结果和培养这些技能的最佳方法以及任何外显效果背后的机制。但是，接纳行为疗法的另一个组成成分，有价值的行为（已经得到最深入的发展，并且在接纳承诺疗法的上下文中讨论过，例如，K.G.Wilson & Murrell，2004），获得了相对更少的实证关注。

一方面，强调帮助来访者过他们所向往过的生活，从一开始就是行为疗法的一个隐性部分。举例来说，致力于来访者社交焦虑的行为疗法必然增加了来访者与对他们来说重要的人的接触和他们认识新人的能力，反之，减少过度饮酒的治疗毫无疑问改善了他们关系的质量。此外，行为疗法中被作为目标的现存问题，像焦虑或抑郁，可能会成为有价值的生活的障碍，这些问题的减少将会自然地带来意义行为的增多，不需要特别瞄准这个领域。

另一方面，强调什么对来访者来说是有意义的，并关注澄清什么对他或她来说是最重要的，可能提供一个重要的动机来参与到有挑战的活动中，像暴露在恐惧情境下或者增加行为活跃性。跟接纳承诺疗法的理论基础相一致，来访者会受益于把注意力从改变他们内在体验上转移，转到直接聚焦于他们想要过的生活上。一小部分实验研究似乎主张即便是通过一次简短的写作练习来和一个人的价值观接触，也会增加积极情绪，减少应对压力中的皮质醇，甚至增强学习成绩（这个文献的回顾，见 K.G.Wilson et al.，2010）。

需要更多大量的研究来确定强调有价值的生活是否会增强行为疗法。就如阿奇和克拉斯克（Arch and Craske，2008）所提出来的，直接检验强调价值是否会增强参与治疗的动机是很重要的。此外，他们还指出需要更多的关于症状减轻和参与有价值的生活两者之间的关系的研究，因为两者互为因果。而且，检验更广泛的效果，像生活中重要领域的生活质量，将对确定价值强调是否有效很重要，这个有效指的是超出结果研究中经常被评估的效果（也就是症状减轻）之外的有效。

如果重点放在价值观上，被认为提高了疗效，那么找出澄清来访者价值观的最佳方法和提高有价值的行为的方法都很重要。威尔逊在这个领域的研究（K.G.Wilson & Murrell，2004；K.G.Wilson et al.，待刊）和其他人在此领域的研究（Roemer & Orsillo，2009），为方法的提炼和测试提供了一个好的起点，这些方法用于辨识和探索对来访者来说重要的是什么，并帮助他们更频繁和始终一致地参与到有价值的行为中。

改变的原理和机制

虽然随机对照试验帮助确定了基于行为原理的有效的治疗方法集，但是还需要通过研究来确定这些复杂治疗方法中，哪些元素是有效的以及效果背后的机制，这样治疗方法才能在实践中更加有效地被修改。认识到这个需求，导致建议从确认实证支持的治疗方法转移到确认实证支持的治疗性改变的原理（Castonguay & Beutler，2006；Rosen & Davison，2003）。这个重点的转变将考虑对改变的机制的准确识别，这些改变，之后将在治疗中明确地定为目标，这将带来更加有效和聚焦的干预。

辨识有效元素和有效元素背后的改变机制也可以帮助解决持续的争论，像认知的使用对行为的对策，或者接纳行为疗法对认知行为疗法（CBTs）。就像早先说过，这些不同的技术可能通过相似的原理来操作。也许，这些技术可能代表不同的途径，对一些来访者可能更加有效，而对另外一些则不然。这些将会是未来几年研究要处理的重要问题。

需要仔细检验治疗师、来访者和在行为疗法中促进改变的关系因素的研究。这些研究应该致力于这些元素是如何彼此影响的，为临床医生提供一个指导，如何最好地促进一个具体来访者的改变。就像早先提到过，在行为研究中，这些元素历史上就不够强调，但是，现在的研究主张它们起到重要的作用，值得更进一步地探究。

治疗性改变的过程

行为疗法中正在研究的另一个领域是治疗性改变的过程。过程研究在其他理论取向的情境中是非常常见的。但是，考虑到重点在运用持续的评估来指导治疗师做决定，所以理解对行为疗法中进程改变的改进是必需的。这项研究将帮助确定出现的新学习和新学习中的障碍。这样治疗师就可以利用这些特征来决定是否继续一项治疗计划或选择另外一种不同的治疗方法，因为现在的计划并没有产生任何改进的迹象。

这类研究需要的一个精彩的例子就是海斯和他的同事们的

研究，关于心理治疗中改变的非线性、动力的、多变的模型（例如，A.M.Hayes，Feldman，Beevers，Laurenceau，& Cardaciotto，2007；A.M.Hayes，Laurenceau，Feldman，Strauss，& Cardaciotto，2007）。海斯和劳伦斯奥等人（A.M.Hayes，Laurenceau et al.，2007）提出心理治疗中的改变可能遵循一种非线性模型，因为，理想地说，来访者是从一个固定而稳定的系统中走入一个新的固定而稳定的系统，在原系统中问题行为是习惯性的和可预见性的，在新系统中，新的适应性的行为开始成为习惯性的和可预见性的。所以，当来访者从一个固定的系统迁移到下一个系统时，改变可能包括一个多变和不稳定的阶段。最初的研究成果提出症状暂时的恶化可能预测积极的结果，至少在一些用 CBT 治疗的抑郁症来访者中是这样的（Hayes，Feldman，et al.，2007）。更多这方面的研究将帮助治疗师确定症状的恶化代表着改变的进程开始发生还是应该考虑另一种不同的方法。

文化适应

虽然行为疗法在治疗来自不同背景的人方面是有前景的，原因前面已经说过，但是需要更好地理解，如何使行为疗法最好地适应于来自不同背景的来访者，和他们一起工作，如何在应用中致力于突出的文化因素和关怀。更多地学习如何修正行为疗法也很重要，这样，就会花更少的时间和资源，行为疗法也就可以用于拥有更少资源的来访者中，他们可能不能按照家庭作业的层级做到，而家庭作业又是行为疗法的典型特征。

这样的研究应该致力于文化适应，这样才能提高行为疗法用于来自特殊背景的人的生活体验中的适应性。此外，当治疗师和来访者在文化背景上不一样的时候，还应该把注意力放在如何建立和保持最佳的合作、支持的治疗关系上。具体探究如何改变行为原理，使之致力于种族主义相关的压力和歧视的其他心理后果的研究也是很重要的。

这个领域的研究需要定性研究来更好地把握文化认同的复杂性，并避免把主流文化价值观强加给认同边缘化文化身份的参与者。定性方法将会考虑到发展治疗方法的努力，这些努力来自特殊背景的来访者的经验，并融入文化资源和治疗实践。这些研究也可以评估来访者对治疗的反应和期待。伴随着之前提到过的不断增加的对提高治疗关系的因素的关注，来自特殊背景的来访者是如何回应治疗的，我们有了一个增进的理解，这可以帮助论述有充分证据证明的心理健康服务的低使用率和很多特殊文化群体中个体的高脱落率（Sue，1998；Wang et al.，2005）。

有效性、便捷性和培训事宜

最近在治疗方法研究上一个非常重要的发展，就是聚焦于通过直接在诊所进行的研究来检验行为疗法的有效性和验证行为干预是否在小心控制的随机对照试验之外也能产生类似的效果，随机对照试验的典型特征就是集中监管和来访者范围狭小。有效性研究的最初成果是有希望的；最近关于 CBTs 用于焦虑症的实效研究的元分析发现其效果很大，比起有代表性的效果研究的效力（Stewart & Chambless，2009）。

还需要更多的研究关于如何使从随机对照试验中发展起来的行为疗法适应临床护理的现实。在这些适应过程中的挑战包括并发的复杂临床表现；强制保证限定面谈次数；缺席面谈的频率；一次单独面谈形式上的治疗长度。确定了改变的原理可以帮助发展出更加灵活的治疗方法，来适应基于临床环境限制的不同长度。谨慎的功能分析可以帮助优先为有并发临床表现的个体确定治疗目标，这样治疗方法才可能以多重当前问题为目标。还需要辨识如何提高治疗参与度和文化角度回应的治疗的研究，这样来访者可以接受一个非常充分的治疗。

还需要更多工作来确定是什么构成了一个充分的治疗。近来，研究者们开始探索阶梯治疗模型的效用，在这个模型中，一开始提供较少的集中干预（例如，心理教育，阅读疗法），然后对那些对初始干预没有反应的个体逐渐地增加更多的集中干预。托林、蒂芬巴赫、莫尔特比和汉南（Tolin，Diefenbach，Maltby，Hannan，2005）描述了一项试验性研究，在研究中，将阶梯治疗方法用于治疗强迫症，在成本—效益方面揭示出有前景的结果，一个小团体的来访者都对治疗的早期阶段有反应。推荐计算机化或计算机帮助的CBT作为一种帮助宣传的方式，也帮助提高认知行为干预的成本—效益。虽然一些程序已经显示出效力（回顾，见 Green & Iverson，2009），但是需要更多的研究来确定这些干预对一系列广泛呈现的问题的效力。就像格林和艾弗森（Green and Iverson，2009）说的那样，这些干预可能在阶梯治疗方法中是有效的，阶梯治疗方法顾及当来访者需要时，治疗师和他们有更多的接触。这样，对治疗有矛盾心理的来访者或是还在等待的来访者，可能会从计算机行为疗法开始。不断增加的获取机会（例如，只有很少治疗师可用的地区的来访者，或者来访者参加定期面谈有困难）是计算机干预的一个潜在优势，值得更进一步地研究（Green & Iverson，2009）。

行为疗法在临床情境中便捷性的另一个重要考虑是确定在行为原理方面培训治疗师的最佳模型。行为疗法手册（和之前描述的行为疗法的计算机版本）的扩散可能会带来这样一个印象，这些治疗方法可以简单地照着为临床试验而研发的治疗手册来操作。但是，就像我们在这本书中试图证明的，对行为原理清晰的理解是开展行为疗法的主要组成部分，因为这个理解是所有临床决定的基础，并顾及对来访者特殊反应的灵活性和响应能力。研究教授行为原理及其应用的最有效的方法将会有助于提高临床学家的培训质量，这样他们就可以在熟悉行为原理和现有研究的前提下，提供灵活的行为疗法了。

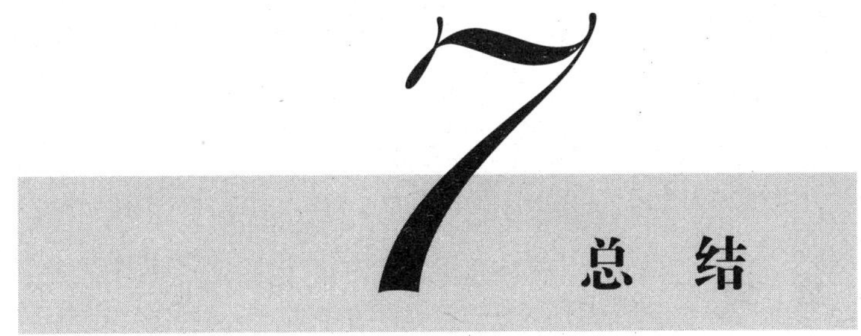

7 总结

CHAPTER SEVEN

行为疗法并不是一个统一的治疗方法。恰恰相反，行为疗法是多种多样的和不断变化的，治疗师们因为理论假设和治疗中使用的方法而有所区别。行为疗法的重点是改变行为，包括外显的行为反应（例如，回避恐惧情境）和内部的行为反应（例如，认知，生理反应）。行为疗法视所有的行为都有一个功能，干预的目的就在于改变目前维持问题行为的变量。它是指导性的和活跃的，行为疗法比其他心理疗法受到更多研究的支持，也用于广泛的心理障碍治疗中。

历 史

行为疗法是在20世纪中期作为心理治疗的一个学派建立起来的，受到实证研究的壮大和学习过程理论的影响，以及对当时最流行的方法——心理分析的不满。它牢牢地根植于学习理论，包括经典条件反射范式（例如，巴甫洛夫和约翰·华生的研究）和操作性条件反射范式（例如，爱德华·桑代克和B.F.斯金纳的研究）。行为疗法在南非（例如由约瑟夫·华普，阿诺德·拉扎勒斯和斯坦利·拉赫曼推动的用于恐惧的暴露疗法）、英国（例如，由汉斯·艾森克，西里尔·弗兰克斯，斯坦利·拉赫曼，艾萨克·马克斯和伦敦莫斯里医院的其他人所做的早期行为疗法研究）和北美（例如，南森·阿兹林和特奥多罗·艾伦早期关于代币制和其他强化疗法）同时出现。

在1955年，阿尔伯特·艾利斯开始把认知疗法和传统的行为疗法相结合，发展出第一个认知行为疗法的正式系统。在20世纪六七十年代，很多杰出的研究者（例如，亚伦·贝克，杰拉尔德·戴维森，马文·德弗雷德，迈克尔·马奥尼，唐纳德·梅肯鲍姆和沃尔特·米歇尔（Mischel））将认知技术进一步发展，今天CBT成为行为疗法最频繁操作的形式。最近这些年，行为疗法的第三次浪潮出现了，重点放在接纳的重要性上，把接纳看成一种处理不想要的想法、情绪和生理感受的方法，同样也把重点放在一致的重要性上，即所过的生活和一个人的价值观是一致的。

理 论

从行为的角度来看，临床的问题是习得的。这些习惯性的被卡住的反应模式随时间而发展，作为联想和环境中突发事件（也可以包括内部环境，例如身体感觉，想法，意象）的结果，这些因素在一个既定情境中维持了这些模式。行为疗法就是要辨识出这些使困难维持在问题中的因素，并做干预，减少问题行为和反应，增加更多灵活的、适应性的行为和反应。被卡住的回应模式可以通过联想（例如，当一个人恐惧某个信号是因为这个信号和一些危险的东西配对了）、结果（例如，像喝酒这样的行为会被消极效果的减轻而负向强化）、模仿（例如，当一个父母对挫折的反应有暴力倾向，给了孩子们一个模仿）和言语学习（例如，当照看者表达了这样一个观点：表达情绪是脆弱的象征，之后，孩子便学会了避免表达情绪）习得。信号和突发事件起到了维持问题行为的作用。通过辨识出一个行为的功能和维持它的因素，治疗师和来访者共同工作，促进新的学习，减少问题回应。与习惯性的、僵硬的回应模式形成对比，广泛的灵活的回应模式，是被期待用来回应当前环境中的突发事件和情境的，然后就更具适应性，促进了最佳的功能。

过程：主要的改变机制

行为评估有很多目标，包括发展出对来访者问题更好的理解（从一个行为的视角）；描述特定症状的出现、消失或者严重性；对来访者问题的成因做推断（尤其是环境的影响）；预测未来的行为；研发出恰当的治疗方法；测量治疗结果。感兴趣的行为会在整个治疗过程中被测量，这样方法就可以在需要时进行改变。行为评估依赖于多元的信息报告者（例如，来访者、家庭成员、老师）和多元的方法，包括行为的面谈、功能分析、行为观察、自我监测、标准的自陈量表和心理生理学的测量。相对于其他形式的评估，行为的评估是独特的，具体的，聚焦于评估行为的前提事件、目标行为和结果，这些对一个既定的个体都是独一无二的。

行为疗法常用的技术包括心理教育，暴露（例如，暴露在恐惧的情境中，客观物体、想法、意象和感觉中），反应预防（例如，停止安全行为和强迫仪式），治疗抑郁的行为激活，基于操作性条件反射的方法，认知疗法，模仿，放松疗法，生物反馈，正念和接纳疗法，情绪调节技能训练，社交和沟通技能训练，问题解决训练，刺激控制程序和阻止复发的方法。

虽然行为疗法的研究和实践都倾向于把重点放在行为技术的效果上，但是，行为疗法中的治疗关系和治疗过程越来越被认可了。被看成潜在的影响治疗结果的治疗师因素包括共感、积极关注、一致和真诚、自我揭露。从行为的视角来说，这些特征会促进改变，因为它们强化了想要的行为，提供了挑战人际期待的体验，提供了适应性的人际行为的模型，促进了对治疗的参与和在治疗目标上的合作，帮助了情绪的投入。在研究文献中，治疗关系也受到了相当的关注。在行为疗法中，治疗同盟和结果联系在一起，特别是当治疗同盟被来访者报告而不是被治疗师报告时。此外，我们发现在 CBT 中的治疗同盟等级和领悟疗法或者心理动力学疗法中的治疗同盟等级相当，甚至更强。虽然来访者因素受到研究的关注不如治疗师因素和治疗关系的多，但是，来访者治疗的动机，对治疗程序的依从性和对讨论问题的开放度会影响行为疗法的结果。

行为疗法中最大的挑战可能是以下方面存在困难，即传播行为疗法给实践中的临床医生，并确保这些干预为那些需要的人们所用。有太多不同的实证的行为方案，问题是任何一个临床医生想要学习到这一小撮疗法之外更多的方法都是不可能的。另外，很多临床医生都不太愿意采纳以实证为基础的治疗疗法，像行为疗法，因为他们误解了背后的行为疗法的原理，假定行为疗法可能对他们的来访者无效，存在情境的或制度的原因，以及在行为疗法上缺乏培训。采纳基于实证的疗法的最常见的被报道的障碍是培训，建议把更多的注意力放在培训问题上，如果基于实证的治疗方法，如行为疗法，想要广泛地被采纳的话。

评 价

没有任何一种心理疗法像行为疗法一样经受如此多的研究，包括传统的行为干预，CBT 和近期发展起来的接纳和正念行为疗法。大多数情况下，行为疗法是在严格控制研究中最有效的治疗方法，也是自然的临床设置中有效的疗法。控制的治疗研究支持行为的和认知行为疗法，用于易怒、焦虑症、躁郁症、儿童内化障碍、慢性头疼、品行障碍、抑郁、饮食障碍、失眠、父母培训、关系问题、精神分裂症、性侵犯、药物使用障碍，减肥和很多其他问题。

尽管行为疗法有很多益处，但是很多来访者在行为疗法之后只获得了部分受益，而且一些来访者甚至一点都没有受益。结果可能被治疗师的技能和经验、治疗关系的质量，来访者动机，并发疾病，来访者期待和很多其他因素所影响。近来，越来越多的关于方法的研究出现了，使得行为疗法更加适合不太容易从行为疗法中受益的来访者，如果像平时一样操作管理的话，这些来访者就不太容易从中受益。一个实例就是使得 CBT 适应于特殊文化或种族的少数群体。虽然行为疗法用于来自不同背景的来访者的研究严重不足，但是，出现的证据已经证实行为疗法和 CBTs 对于那些来自不同种族和背景、年龄，以及其他各种不同的群体是有效的，尤其是当治疗师注意到文化的，发展的和其他情境的因素，并把对这些因素的考虑融入概念模型和他们现在问题的治疗中。

未来发展的建议

鉴于它们强大的实证基础，行为疗法很容易保持进步，因为研究会持续为他们的修正和扩张提供指南。发展的几个领域现如今已经在进行中。行为疗法的文化适应和验证它们的效果和有效性将对确保文化方面的负责任的关怀非常重要。还需要更多的研究来确定改变的原理和机制，增加对治疗性改变的过程的理解。这些领域的发展将有助于提高行为疗法的便捷性，最优化行为疗法的培训，这样更多的人可以因为行为疗法而受益获得改变。还需要基础研究来促进了解可以提高新学习获得和维持的因素，这样，干预也可以在这些知识的基础上得到改进。此外，检验价值澄清过程和增加有价值的行为的研究将帮助确保治疗更加有效地帮助来访者过上有意义的生活——这是心理治疗的终极目标。

附录1　关键术语表

破堤效应（ABSTINENCE VIOLATION EFFECT）　复发预防里面的一个术语，用来描述这样一个现象：个体在因为自己违反了节制而失效以后会放弃所有的行为改变的努力。

接纳承诺疗法（ACCEPTANCE AND COMMITMENT THERAPY）　一种以接纳为基础的行为疗法，由史蒂芬·海斯和他的同事们开发，重点强调接纳作为一种方法来处理不想要的想法和感受，和过一种和个人价值观相一致的生活的重要性。

接纳行为疗法（ACCEPTANCE-BASED BEHAVIOR THERAPIES）　有时候也被称之为行为疗法的“第三次浪潮”，是指一群行为治疗师们吸收了重点在于对内在体验的接纳而不是努力去压制或回避。

应用行为分析（APPLIED BEHAVIOR ANALYSIS）　B.F. 斯金纳的操作性条件反射原理扩展到应用的环境，像学校和医院以及提供心理治疗的环境。

厌恶条件反射（AVERSIVE CONDITIONING）　把一个行为和一个厌恶的结果（或惩罚）相匹配。

行为激活（BEHAVIORAL ACTIVATION）　一种治疗抑郁症的行为疗法，由尼尔·雅各布森和他的同事们开发，包括在来访者的日常生活中增加活动的等级，易从环境中带来强化。

行为实验（BAHAVIORAL EXPERIMENT） 认知疗法中使用的一种方法，其中，来访者投入进行一些活动，来达到测试一个特定信念的准确性的目的。

行为主义（BAHAVIORISM） 心理学的一种方法，由约翰·华生创立，重点强调观察行为和客观事实，而不是主观经验，像认知、情感和动机。

经典条件反射理论（CLASSICAL CONDITIONING） 通过联想的学习过程。预先把一个中性刺激和一个能够引起一定反应的刺激匹配在一起，就会有一种联想，这两种刺激同时发生，会引发相关的反应。

认知行为疗法（COGNITIVE-BEHAVIORAL THERAPY） 心理治疗的一种方式，融入了学习理论和认知理论，包括认知的和行为的对策。

认知重建（COGNITIVE RESTRUCTURING） 一种用于认知行为疗法中的技术，其中，来访者辨识、反驳和改变自我挫败的信念和预言，这样，他们就变得更加明智和更具适应性。

认知疗法（COGNITIVE THERAPY） 治疗的一种方法，由阿伦·贝克开发，焦点放在教来访者辨识和改变适应不良的信念和假设。

条件刺激（CONDITIONED STIMULUS） 一个预先的中性刺激，因为它优先和自然地引发反应的刺激联系在一起，所以，引发了一个条件反应。

内隐致敏法（COVERT SENSITIZATION） 一个基于惩罚的程序，其中来访者想象正在执行一个不想要的行为，后面随之而来的是一个不想要的结果。

D-环丝氨酸（D-CYCLOSERINE） N-甲基-D-天冬氨酸受体的不完全激活剂，可以在暴露治疗中提高学习，所以带来改进的效果。

辩证行为疗法（DIALECTICAL BEHAVIOR THERAPY） 由玛莎·莱恩汉开发，

用来治疗边缘型人格障碍；包括多种多样的行为的，认知的和正念的方法。

鉴别刺激（DISCRIMINANT STIMULUS） 环境中的一个刺激，可以表明一个既定行为会被强化。

戒酒硫（DISULFIRAM） 一种药，当和酒精结合在一起时，会引起恶心、呕吐和生理反应的症状，有时候会用于酒精滥用和依赖的厌恶治疗中。

暴露等级（EXPOSURE HIERARCHY） 一张按顺序排列好的恐惧情境表，从最恐惧（最上面）到最不恐惧的（最下面），用于在暴露治疗中指导练习。

暴露疗法（EXPOSURE THERAPY） 一种治疗方法，包括面对恐惧的情境、物体、想法、意象或者身体感觉，直到他们不再令人恐惧。

功能分析（FUNCTIONAL ANALYSIS） 辨识临床上什么在相关行为之前，什么在相关行为之后（例如前提事件和结果）的过程，从而确定他们是如何被维持的。

高级条件反射（HIGHER ORDER CONDITIONING） 一个预先的中性刺激和一个条件刺激联系在一起，并匹配的过程，这样习得性联想就扩展了。

想象暴露（IMAGINAL EXPOSURE） 在想象中面对一个恐惧的刺激，直到它不再令人恐惧为止。

抑制学习（INHIBITORY LEARNING）（消退）（EXTINCTION） 一个过程，在这个过程中抑制联想被发展成为一个条件刺激，因为它出现的时候，无条件刺激未出现，这就带来了新的学习，和最初的条件联想相反。

内感受暴露（INTEROCEPTIVE EXPOSURE） 通过完成能够引发感受的练习（例如，旋转引发头晕）来面对恐惧的身体感受，直到它们不再令人恐惧。

现实暴露（IN VIVO EXPOSURE） 当面（相对于在想象中）面对一个活的恐惧刺激，直到它不再令人恐惧。

效果律（LAW OF EFFECT） 一个原理，即行为的结果影响了行为在未来再次发生的可能性。

元分析（META-ANALYSIS） 合成大量研究的结果的统计程序，从而从这些研究中提供一个单一的联合效应的估计。

正念（MINDFULNESS） 培养对此时此刻的非评判性觉察的过程，而且是很多接纳行为疗法中不可或缺的组成部分。

模仿（MODELING） 通过观察和模仿来学习的过程，有时包括在行为疗法里面。

动机访谈技术（MOTIVATIONAL INTERVIEWING） 由威廉·米勒和斯蒂芬·罗尼克开发的方法，以来访者为中心，用半指导性方法来增加来访者改变行为的动机。

负向强化（NEGATIVE REINFORCEMENT） 移除个体觉得厌恶的东西，增加目标行为的频率。

操作性学习（OPERANT LEARNING） 通过结果来学习的过程，一些结果（强化刺激）增加了行为的频率，而另一些结果（惩罚刺激）降低了行为的频率。

正向强化（POSITIVE REINFORCEMENT） 使个体想要的东西出现，增加目标行为的频率。

普雷马克原理（PREMACK PRINCIPLE） 在一个低频行为之后投入到一个高频行为，来增加第一个行为的频率（例如，强化）。

渐进性肌肉放松（PROGRESSIVE MUSCLE RELAXATION） 绷紧和放松各

种肌肉群，更加意识到紧张的感觉，学习放松身体的肌肉。

惩罚刺激（PUNISHER） 一个降低先前行为频率的结果。

激进行为主义（RADICAL BEHAVIORISM） 一种观点，认为行为应该聚焦于心理科学，重点在于行为的环境决定因素（例如，强化、惩罚）。

理性情绪行为疗法（RATIONAL EMOTIVE BEHAVOR THERAPY） 由阿尔伯特·艾利斯研发的认知行为疗法的一种形式，之前被称之为理性疗法或合理情绪疗法。

交互抑制（RECIPROCAL INHIBITION） 一种技术，通过对抗条件反射作用，用希望的反应取代不希望的反应，或者取代与最初的反应不相容的反应（见系统脱敏法）。

规则学习（RULE-GOVERNED LEARNING） 行为是通过指导习得的，而不是通过直接的体验。

社会强化刺激(SOCIAL REINFORCER） 一个强化刺激，起到社会的中介作用，像赞美和认同的表达。

刺激控制（STIMULUS CONTROL） 行为被特定刺激影响的程度。

刺激泛化（STIMULUS GENERALIZATION） 当对一个特定条件刺激的经典条件反射的联想扩展到其他类似的刺激物上，条件反应就会对更广泛范围的刺激发生。

系统脱敏（SYSTEMATIC DESENSITAZATION） 由约瑟夫·华普研发的治疗方法，把渐进的想象暴露与恐惧的物体或情境相匹配，伴随渐进性肌肉放松。

目标行为（TAGET BEHAVIOR） 在治疗过程中被选出来要修正的行为。

暂停（TIME OUT） 一种技术，通过把来访者从之前行为被强化的地方移走来减少不想要的行为。

代币制（TOKEN ECONOMY） 一种技术，通过给个体代币来换取报酬，从而强化想要的行为。

无条件刺激（UNCONDITIONED STIMULUS） 自然地引发特定反应的刺激。

价值澄清（VALUES CLARIFICATION） 帮助来访者澄清什么对他或她来说是重要的一个过程。这是接纳承诺疗法和其他接纳疗法的不可或缺的一部分。

治疗同盟（WORKING ALLIANCE） 治疗师和来访者之间合作关系的质量和强度（例如，情感纽带，在目标和任务上的一致）。

附录 2　本书部分词语英汉对照表

AABT	行为疗法促进协会
ABCT	行为和认知治疗协会
Abstinence violation effect	破堤效应
Abusive relationships，intermittent reinforcement	虐待关系，间歇性强化
Acceptance	接纳
cultivating	培养
In exposure-based treatments	在暴露疗法中
resignation vs.	放弃对（接纳）
Acceptance and commitment therapy	接纳承诺疗法
for alcohol dependence（case）	用于酒精依赖（案例）
defined	定义
valued action in	有价值的行为
values clarification in	价值澄清
Acceptance-based strategies	接纳策略
Acceptance-based therapies	接纳疗法
for alcohol dependence（case）	如用于酒精依赖
defined	定义
perspective on cognition in	从认知的视角
strategies and practices in	其中的方法和练习
valued action in	其中有价值的行为
values clarification in	其中的价值澄清
Activation strategies，in depression treatment	激活策略，用于抑郁症治疗

Active engagement with treatment	积极参与治疗
Active strategies	能动的对策
Adaptive behaviors	适应行为
expectancies limiting generation of	限制其发生的期待
and punishment	和惩罚
verbal learning	言语学习
Adaptive process，in classical conditioning	适应过程，在经典条件反射中
Adaptive repertoires	适应性的行为库
encouraging	鼓励的
flexible repertoires as	灵活的行为库
Adaptive responses，mindfulness for	适应反应，正念
Addictions	成瘾
to alcohol	酒精
negative reinforcement of	负向强化
reinforcement-based strategies for	强化对策
Adelstein，Cynthia	辛西娅・艾德斯坦
Administration of behavioral treatments	行为疗法的管理
Aggressive behavior	攻击行为
learned through observation	通过观察习得
reinforcement-based strategies for	强化对策
Agoraphobia	失眠
exposure-based treatments for	暴露疗法
relaxation-based strategies	放松疗法
Albert case	艾伯特案例
Alcohol addiction	酒精成瘾
Alcohol dependence	酒精依赖
Acceptance-based therapy for（case）	用接纳疗法（案例）
Aversion therapy for	用厌恶疗法
Alcoholism，ancient treatment of	酗酒，古老的治疗方法
Alcohol use	酒精使用
environmental reinforcement of	环境强化
negative reinforcement	负向强化

Alcohol use disorder，relapse prevention for	酒精使用障碍，复发预防
All-or-nothing thinking	全或无思维
Alternative behaviors	替代性行为
in depression treatment	用于抑郁症治疗
and punishment	和惩罚
Alternative repertoires，encouraging	替代性的行为库，鼓励
Alternative responses，to internal experiences	替代性反应，对内在体验
Alvarez，K.	K. 阿尔瓦雷斯
Analogue observation	模拟观察
Anderson，E.	E. 安德森
Anderson，G.	G. 安德森
Antabuse	戒酒硫
Anxiety	焦虑
applied relaxation for	放松疗法
assessing	评估
determining function of	确定其功能
information processing models of	信息加工模型
and learning of threat	习得的恐惧
self-report scales for	自陈量表
social skills training for	社会技能训练
Anxiety disorders	焦虑症
behavioral approach test for	行为方法的测试
CBT for	认知行为疗法
and emotional processing theory	和情绪处理理论
emotion regulation therapy for	情绪调节疗法
evaluation of behavior therapy for	行为疗法评估
exposure-based strategies for	暴露疗法
motivational interviewing for	动机访谈技术
and prior learning history	和先前学习史
psychophysiological assessment of	心理生理学的评估
relapse prevention	复发预防
relaxation-based strategies	放松疗法

in perceiving threat cues 在感受威胁信号中
Automatic thoughts 自动想法
Aversion relief 厌恶解除法
Aversion therapy 厌恶疗法
Aversion conditioning 厌恶条件反射
Avoidance 回避
in depression 在抑郁中
of emotional responses 情绪反应
and fear association 和恐惧联想
of threat cues 威胁信号
Avoidant problem solving orientation 回避型问题解决定向
Ayllon Teodoro 特奥多罗・艾伦
Azrin Nathan 南森・阿兹林

BA.*See* Behavioral activation BA. 见行为激活
Aandura A. A. 班杜拉
Barriers to dissemination of behavior therapies
传播行为疗法的障碍
Basoglu M. M. 巴索格鲁
Beck Aaron 阿伦・贝克
Becker C.B. C.B. 贝克尔
Bedwetting，bell and pad treatment for 尿床，用警铃和尿垫法
Behavior (s) 行为
function or purpose 功能或意图
hypothesized causes of 假定的行为成因
measuring structure and form of 测评行为的结构或形式
target 目标行为
use of term 这个词的使用
Behavioral activation (BA) 行为激活
defined 定义
for depression 用于抑郁症
for learned inaction 用于习得的不活动
for major depressive disorder (case)
用于重度抑郁症（案例）

Behavioral approach test	行为取向的测试
Behavioral assessment	行为评估
behavioral observation	行为观察
clinical interviews	临床访谈
described	描述
functional assessment	功能评估
psychophysiological assessment	心理生理学的评估
self-monitoring	自我监测
self-report scales	自陈量表
techniques	技术
Behavioral deficits	行为缺陷
Behavioral excesses	行为过度
Behavioral experiment	行为实验
Behavioral observation	行为观察
Behavioral repertoires	行为库
adaptive	适应性的
alternative	替代性的
flexible	灵活的
narrowed by punishment	被惩罚狭隘化了
rigid，narrowed	僵硬的，狭窄的
and skills deficits	和技能缺陷
Behaviorism	行为主义
defined	定义
founding	创立
radical	激进的
Behavior modification	行为矫正
Behavior therapist（as term）	行为治疗师（作为术语）
Behavior therapy	行为疗法
Behavior Therapy（AABT journal）	行为疗法（AABT 杂志）
Behavior therapy manuals	行为疗法手册
Behavior Research and Therapy（BRAT）	行为研究和治疗（BRAT）
Beliefs	信念
core	核心
cues for	线索

culturally-based 基于文化的
and outcomes of therapy 和治疗的结果
as triggers of distress 作为痛苦的引发源
Bellack，A.S. A.S. 贝拉克
Bell and pad treatment，for bedwetting 警铃和尿垫治疗方法，用于尿床
Between-session assignments and practice 面谈之间的作业和练习
Biases 偏爱
in perceiving threat cues 在感受威胁信号中
in selection of target behaviors 在选择目标行为中
Bidirectional relationships，learning of 双向关系，学习它
Biofeedback 生物反馈
Bipolar disorder 躁郁症
evaluation of treatment 治疗其的评估
psychoeducation in treatment 在其治疗中的心理评估
Biyanova，T. T. 拜亚诺瓦
Blaming，inappropriate 责备，不恰当的
Blood phobias，interoceptive exposure treatment for 恐惧血液，用内感受暴露治疗
Bobo doll studies 波波玩偶研究
Borderline personality disorder 边缘型人格障碍
interpersonal effectiveness skills for 人际效能技能
mindfulness and acceptance-based strategies for 正念和接纳疗法
Boulder Conference on Graduate Education in Clinical Psychology（1949） 临床心理学研究生教育的博尔德会议（1949）
Bouton，M.R. M.R. 波顿
Brady，John Paul 约翰·保罗·布雷迪
BRAT（*Behaviour Research and Therapy*） 行为研究和治疗（*BRAT*）

Causes 成因
of behavior 行为的
of psychopathology 精神病理学

with clients from ethnic or racial minority backgrounds 来自少数民族或少数种族背景的来访者
cost-effectiveness of 成本 - 效益
defined 定义
for depression 用于抑郁症
evaluation of 评估
first use of term 术语的第一次使用
information processing theories 信息加工理论
meta-analyses of treatment studies on 对治疗方法研究的元分析
for panic disorder 用于惊恐障碍
rational psychotherapy 理性心理疗法
relationship factors in 其中的关系因素
role of cognition in 其中认知的作用
for schizophrenia 用于精神分裂症
therapist factors in 其中的治疗师因素
Cognitive-behavioral treatments，in 1960s and 1970s 认知行为疗法，在二十世纪六七十年代
Cognitive distortions 认知扭曲
Cognitive errors 认知错误
Cognitive remediation，for schizophrenia 用于治疗精神分裂症的认知矫正
Cognitive restructuring 认知重建
defined 定义
for posttraumatic stress disorder 用于创伤后应激障碍
Cognitive strategies 认知对策
Cognitive therapy 认知疗法
decentering in 去中心化
defined 定义
for depression 用于抑郁症
experimental learning in 其中的体验性学习
meta-analyses of treatment studies on 对治疗方法研究的元分析
mindfulness 正念

Cold cognitions	冷认知
Colom，F.	F. 科洛姆
Communication skills training	沟通技能训练
Compliance	依从性
as challenge to therapy	作为对治疗的挑战
and outcomes of therapy	和治疗的结果
Compulsive rituals	强迫仪式
Computer-based attentional modification procedures	基于电脑的关注修正程序
Conditioned relaxation	条件放松
Conditioned stimulus（CS）	条件刺激
defined	定义
extinguishing	消退
Conditioning	条件反射
aversive	厌恶的
classical	经典的
higher order	高阶的
instrumental	工具性的
operant	操作性的
Pavlovian	巴甫洛夫的
respondent	应答性的
Conditioning therapy	条件反射疗法
Consequences	结果
of beliefs and automatic thoughts	信念和自动想法
learning through	通过结果习得
meaning/stimulus value of	结果的意义 / 刺激价值
in SORC model	在 SORC 模型中
Contexts	情境
for behavioral assessment	行为评估的情境
fear of	恐惧
Contingencies	意外事件
expectancies about	对其的期待
and rule-governed learning	和规则学习
Contingency arrangement	应急管理

inappropriate	不恰当的
Contingency management	意外事件管理
Continuous reinforcement	持续的强化
Cook，J.M.	J.M. 库克
Core belief	核心信念
Cost-effectiveness of behavioral treatment	行为疗法的成本—效益
Couples distress，mindfulness and acceptance-based strategies for	用正念和接纳疗法治疗夫妻问题
Couples therapy，communication training in	夫妻治疗，沟通训练
Covert sensitization	内隐致敏法
Coyne，J.C.	J.C. 科因
Craske，M.G.	M.G. 克拉斯克
CS.*See* Conditioned stimulus	见条件刺激
Cues.*See also* Threat cues	信号，见威胁信号
in applied relaxation	在应用放松中
for beliefs or automatic thoughts	信念和自动想法信号
for fear	恐惧信号
meaning/stimulus value of	信号的意义 / 刺激价值
retrieval，during extinction	恢复，在消退中
Cuijpers，P.	P. 邱吉普斯
Cultural adaptions	文化适应
Cultural-based beliefs	基于文化的信念
Culturally competent and responsive therapy	文化上胜任的和回应治疗
Daily Record of Dysfunctional Thoughts	每日记录功能失调思维
Data collection	信息收集
for behavioral observation	行为观察
in self-monitoring	在自我监测中
with self-report scales	用自陈量表
through psychophysiologicial assessment	通过心理生理学的评估

Differential reinforcement	差别强化
Differential relaxation	差别放松
Dimidjian，S.	S. 迪米吉安
Direct experience	直接经验
as central source for learning	学习的主要来源
and self-efficacy	和自我效能
Directive，behavior therapists as	起指导作用的，行为治疗师
Discriminant stimuli	鉴别刺激
as cue for behavior	作为行为的线索
defined	定义
natural responses to	自然反应
Disulfiram	戒酒硫
Diverse client backgrounds	不同的来访者背景
adapting therapy to	使治疗适应于
efficacy of therapy with	治疗功效
Donohue，B.C.	B.C. 多诺霍
Donovan，D.M.	D.M. 多诺万
DSM-IV-TR（*Diagnostic and Statistical Mannual of Mental Disorders*，4th ed.text rev.）	《精神障碍诊断与统计手册》（第 4 版，修订本，DSM-IV-TR）
Dunn，T.W.	T.W. 邓恩
Eating behaviors，reinforcement-based strategies for	饮食行为，用强化方法
Eating-disordered behavior，negative reinforcement of	饮食障碍行为，负向强化
Eating disorders	饮食障碍
behavioral strategies	用行为的方法
emotion regulation therapy	用情绪管理治疗
motivational interviewing for	用动机访谈
Effect，law of	效果，效果律
Effectiveness issues	有效性事宜
Ekers.D.	D. 埃克斯
Elliott，S.N.	S.N. 艾略特
Ellis A.	A. 艾利斯

Experiential learning	体验性学习
Experimental functional analysis	实验性功能分析
Expoure	暴露
defined	定义
imaginal	想象的
interoceptive	内感受性的
in vivo	活体的
Exposure and ritual prevention（ERP）	暴露和仪式阻止（ERP）
Exposure-based treatments	暴露疗法
acceptance in	接纳
for emotion regulation	用于情绪控制
for fear conditioning	用于条件恐惧
guidelines for	其指南
for OCD（case）	用于 OCD（案例）
Wolpe’s work with	华普对此的工作
Exposure hierarchy	暴露等级
Exposure therapy	暴露疗法
defined	定义
early use of	它的早期使用
limitations of	它的局限
optimal pace of	最佳节奏
for posttraumatic stress disorder	用于创伤后应激障碍
Extinction	消退
Eysenck，Hans	汉斯・艾森克
Fear（s）. *See also* Anxiety	恐惧，见焦虑
automated administration of treatment for	自动化管理恐惧的治疗
behavioral approach test for	行为方法的测试用于其中
of driving	恐惧驾驶
inoculating against	抵御恐惧
Fear behavior	恐惧行为
exposure-based strategies for	暴露疗法用于其中
learned from observation	从观察中习得
modeling	模仿

Functionalism，behavioral assessment and	功能主义，行为评估和
Future developments	未来发展
cultural adaptations	文化的适应
effectiveness，portability，and training issues	有效性，便捷性和培训问题
identifying factors that facilitate new learning	确定能够帮助新学习的因素
principles and mechanisms of change	改变的原理和机制
process of therapeutic change	治疗性改变的过程
role of values clarification and valued action	价值澄清和有价值的行为的作用
Gaius Plinius Secundus	盖乌斯・普林尼・塞古都斯
Generalized anxiety disorder	广泛性焦虑障碍
behavioral approaches for	用行为的方法
client factors in	其中的来访者因素
emotion regulation therapy for	用情绪管理治疗
mindfulness and acceptance-based strategies for	用正念和接纳疗法
Gilbody，S.	S. 吉尔博迪
Gittelman，Martin	马丁・基特曼
Gizzo，D.P.	D.P. 基洛
Goal（s）	目标
of behavioral assessment	行为评估的目标
of behavior therapies	行为疗法的目标
of cognitive therapy	认知疗法的目标
for depression treatment	抑郁治疗的目标
determining potential function of presenting problems as	把确定当前问题的潜在功能作为目标
overarching	首要的目标
Goldfried，Marvin	马文・德弗雷德
Green，K.E.	K.E. 格林

Idiographic approaches	个人特质研究法
in depression treatment	用于抑郁治疗中
nomothetic approaches vs.	对常规研究法
If-then statements	如果……那么的陈述
Images，functiona of	意象，意象的功能
Imaginal exposure	想象暴露
Impulsive behaviors，response prevention for	冲动行为，反应预防
Impulsive-careless problem solving	冲动—粗心的问题解决
Inappropriate behaviors	不恰当的行为
blaming	指责
contingency arrangements	应急管理
eating behaviors	饮食行为
self-generated stimulus control	自发刺激控制
sexual	性的
Indirect functional analysis	间接的功能分析
Information processing theories	信息加工理论
Inhibitory learning（extinction）	抑制学习（消退）
Insomnia	失眠
behavioral strategies for	用行为的对策
psychophysiological assessment of	心理生理学的评估
stimulus control procedures for	用刺激控制程序
Instrumental behaviors	工具性行为
Instrumental conditioning，early use of	工具性条件反射，它的早期使用
Intermittent reinforcement	间歇性强化
Internal sensations，as threat cues	内在感受，作为威胁信号
Interoceptive exposure	内感受暴露
Interpersonal psychotherapy，for depression	人际心理疗法，治疗抑郁
Interpretive biases，in perceiving threat cues	解释偏爱，在感受威胁信号上
Interventions	干预
for depression	抑郁

for emotion regulation skills	情绪管理技能
identifying targets for	确定目标
meta-analysis on	元分析
for problem-solving skills	问题解决技能
for schizophrenia	精神分裂症
Interviewing	面试
for job，fear of	面试工作，恐惧面试
motivational	动机访谈技术
Interviews，clinical	访谈，临床的
In vivo exposure	在活体暴露中
defined	定义
early use of	早期使用
as homework assignments	作为家庭作业
Itard，Jean-Marc-Gaspard	珍 - 马克 - 加斯帕德・伊塔
Iterative therapy	反复疗法
Iverson，K.M.	K.M. 艾弗森
Jacobson，N.S.	N.S. 雅各布森
Janet，P.	P. 珍妮特
Jarrett，R.B.	R.B. 贾勒特
Job interviews，fear of	恐惧工作面试
Jones，M.C.	M.C. 琼斯
Journal of Behavior Therapy and Experimental Psychiatry	行为疗法和实验精神病学杂志
Jumping to conclusions	妄下结论
Keijsers G.P.J.	G.P.J. 凯杰瑟斯
Kenny W.C.	W.C. 肯尼
Kohlenberg R.J.	R.J. 科伦伯格
Kozak M.J.	M.J. 科扎克
Krasner Leonard	伦纳德・克拉斯勒
Lam K.N.	K.N. 拉姆
Lancee W.	W. 兰斯

Lapses，relapse vs.	失效对复发
Laurenceau，Laurenceau，J.-P.	J.-P. 劳伦斯奥・劳伦斯奥
Laverty-Finch，C.	C. 莱弗蒂 - 芬奇
Law of effect	效果律
Lazarus，A.A.	A.A. 拉扎勒斯
Learned associations	习得性联想
Learned expectancies	习得性期待
Learned helplessness	习得性无助
Learning. *See also specific types of learning*	学习，见特定类型的学习
early cue detection in	早期信号检测
identifying factors facilitating	确定帮助学习的因素
Learning history	学习历史
and problematic patterns of behavior	和行为的问题模式
role in therapy	在治疗中的作用
Learning of behavior	行为的学习
and learning history	和学习历史
through association	通过联想
through consequences	通过结果
through observation	通过观察
verbal learning	言语学习
Learning principles	学习原理
Learning theory，Wolpe’s work with	学习理论，华普对此的研究
Levels of inference，in behavioral assessment	推理的等级，在行为评估中
Limitations of behavior therapy	行为疗法的局限
Lindsley O.R.	O.R. 林斯利
Loverich T.M.	T.M. 洛夫里奇
Mahoney，Michael	迈克尔・马奥尼
Maintaining behavior	维持行为
factors involved in	其中的因素
variables for	变量
Major depressive disorder	重度抑郁症

Modeling	模仿
defined	定义
early use of	早期使用
in fear learning	在恐惧学习中
and self-efficacy	和自我效能
as treatment component	治疗的一个组成部分
Mood disorders	情绪障碍
emotion regulation therapy for	用情绪管理治疗
evaluation of behavior therapy for	对用于情绪障碍的行为疗法的评估
relapse prevention for	复发预防情绪障碍
Motivation	动机
as challenge to therapy	作为治疗的挑战
and outcomes of therapy	和治疗的结果
Motivational interviewing	动机访谈技术
Mowrer，O.H.	O.H. 莫勒
Mowrer，W.M.	W.M. 莫勒
Multimodal behavioral assessment	多通道行为评估
Multimodal therapy	多模式治疗
Naturalistic observation	自然观察
Natural reinforcers	自然强化刺激
Needle phobias，interoceptive exposure treatment for	针头恐惧症，用内感受暴露疗法
Negative reinforcement	负向强化
defined	定义
punishment vs.	对惩罚
Newring，K.A.B.	K.A.B. 纽林
Nocturnal polysomnography	夜间多导睡眠图
Nomothetic approaches	常规研究法
idiographic approaches	对个人特质研究法
self-report scales	自陈量表
Nonparticipant observers	非参与性观察者

Panic Attack Record	惊恐发作记录
Panic disorder	惊恐障碍
behavioral approaches for	用行为的方法
interoceptive exposure treatment for	用内感受暴露疗法
measures of behavior for	用行为的测量
Panic Attack Record for	惊恐发作记录
psychoeducation in treatment of	心理教育在惊恐障碍的治疗中
Parenting，behavioral strategies for	养育，行为的对策
Parikh，S.V.	S.V. 帕里克
Participant modeling	参与性模仿
Participant observers	参与性观察者
Pavlov，Ivan	伊凡・巴甫洛夫
Pavlovian conditioning	巴甫洛夫条件反射
Pedophilia，OCD with	恋童癖，OCD 伴随恋童癖
Personality assessment，behavioral assessment vs.	人格评估，对行为评估
Peter (case)	彼得 (案例)
Phobias	恐惧症
automated administration of treatment for	自动管理治疗
behavioral approaches for	用行为的方法
exposure-based treatments for	用暴露疗法
interoceptive exposure treatment for	用内感受暴露疗法
modeling in treatment of	治疗中的模仿
relaxation-based strategies for	用放松疗法
virtual reality in treatment of	治疗中的虚拟的现实
Physiological-affective response mode	生理 - 情感的反应模式
Pliny the Elder	老普林尼
Portability issues	便捷性问题
Positive reinforcement	正向强化
Posttraumatic stress disorder (PTSD)	创伤后应激障碍 (PTSD)
behavioral approaches for	用行为的方法

Punishment-based strategies	惩罚对策
Rachman，Stanley	斯坦利·拉赫曼
Radical behavioral model，of depression	激进行为模型，抑郁
Radical behaviorism	极端行为主义
Randomized controlled trials，*See also* Evaluation of behavior therapy	随机对照试验，见行为疗法的评价
of acceptance and commitment therapy	接纳承诺疗法
and actual treatment of disorders	障碍的实际治疗
with clients from ethnic or racial minority backgrounds	对于有少数民族或种族背景的来访者
of effectiveness of therapies	治疗的有效性
of emotion regulation treatment	情绪管理治疗
of mindfulness and acceptance-based strategies	正念和接纳疗法
Rapid reacquisition（of associations）	快速重新获取（联想）
Rational emotive behavior therapy	理性情绪行为疗法
Rational emotive therapy	理性情绪疗法
Rational problem solving	理性的问题解决
Raynor，R.	R. 雷诺
Reciprocal inhibition	交互抑制
Reciprocal inhibition theory	交互抑制理论
Regan，J.	J. 里根
Reinforcement	强化
continuous	持续的
differential	差别强化
early use of	早期使用
intermittent	间歇性强化
negative	负向
in operant learning	在操作性学习中
positive	正向的
punishment vs.	对惩罚
schedules of	强化的安排
Reinforcement based strategies	强化对策

Ruminative thinking	沉浸在不断地思考中
Salter，Andrew	安德鲁·索尔特
Schaap，C.D.P.R.	C.D.P.R. 夏普
Schedules of reinforcement	强化的安排
Schemas	图式
Schizophrenia	精神分裂症
evaluation of behavior therapy for	行为疗法的评价
psychoeducation in treatment of	心理教育在治疗精神分裂症中
social skills training for	社会技能训练
Schnurr，P.P.	P.P. 施努尔
School behavior，self-report scales for	学校行为，自陈量表
Scientist-practitioner training model	科学家—实践家训练模型
Scope of behavioral assessment	行为评估的范围
Second wave theories	理论的第二次浪潮
Second wave therapies	治疗的第二次浪潮
Seiden，D.Y.	D.Y. 塞登
Self-efficacy theory，expectancies in	自我效能理论，期待
Self-generated stimulus control，inappropriate	自发刺激控制，不恰当的
Self-monitoring	自我监测
Self-report scales	自陈量表
Sexual assault survivors，emotion regulation therapy for	性侵幸存者，情绪管理治疗
Sexual dysfunction，psychophysiological assessment of	性功能障碍，心理生理学的评估
Sexuality，self-report scales for	性欲，自陈量表
Shaping，early use of	塑造，早期使用
Skills deficits，and behavioral repertoires	技能缺陷，和行为库
Skills instruction	技能指导
Skills training. *See* Training	技能训练，见训练
Skinner，B.F.	B.F. 斯金纳

self-generated，inappropriate	自发的，不恰当的
Stimulus control procedures	刺激控制程序
Stimulus desensitization	刺激脱敏
Stimulus generalization	刺激泛化
in classical conditioning	在经典条件反射中
defined	定义
Strategies of behavior therapy，*See also* Techniques in behavior therapy	行为疗法的对策，见行为疗法的技术
acceptance-based	以接纳基础的
behavioral activation for depression	治疗抑郁的行为激活
biofeedback	生物反馈
cognitive	认知
emotion regulation skills training	情绪管理技能训练
to enhance clients' commitment	提高来访者的承诺
exposure-based	以暴露为基础的
identifying targets for	确定目标
for increasing self-efficacy	增强来访者自我效能
mindfulness-based	以正念为基础的
modeling	模仿
operant conditioning-based	以操作性条件反射为基础的
problem-solving training	问题解决训练
psychoeducation	心理教育
punishment-based	以惩罚为基础的
reinforcement based	以强化为基础的
relapse prevention	复发预防
relaxation-based	放松
response prevention	反应预防
social and communication skills training	社会和沟通技能训练
stimulus control procedures	刺激控制程序
theories underlying	背后的理论
Stress-related disorders，biofeedback training for	关于生物反馈训练的压力相关的障碍
Substance abuse，negative reinforcement	药物滥用的负向强化

psychophysiological assessment	心理生理学的评估
range of	范围
self-monitoring	自我监测
self-report scales	自陈量表
Tension headaches	紧张性头疼
behavioral strategies for	行为的对策
biofeedback training for	生物反馈训练
Theory (in general)	理论（一般而言）
Theory (underlying behavior therapies)	理论（行为疗法背后的）
central assumption of therapists	治疗师的核心假设
goals of therapies	治疗目标
key concepts in therapies	治疗的基本概念
learning of behavior	行为的学习
role of	作用
and role of cognition in therapy	认知在治疗中的作用
Therapeutic alliance	治疗同盟
Therapeutic change	治疗性改变
from between-therapy-session practices	从治疗面谈之间的练习中
process of	过程
Therapeutic relationship	治疗关系
client factors in	来访者因素
collaborative	合作的
negative effect of punishment on	惩罚的负面效果
relationship factors in	关系因素
social reinforcers in	社会强化刺激
therapist factors in	治疗师因素
Therapist factors	治疗师因素
in outcomes of treatment	在治疗结果中
in therapeutic relationship	在治疗关系中
Therapy process	治疗过程
acceptance-based strategies	接纳疗法
acceptance-based therapy for alcohol dependence (case)	用于酒精依赖的接纳疗法（案例）
behavioral activation for depression	治疗抑郁的行为激活

想法的内容对个体跟想法的关系

  Daily Record of Dysfunctional Thoughts 每日记录功能失调思维
  functions of 功能
  ruminative 沉思的
  as triggers of distress 痛苦的引发源
Threat cues 威胁信号
  attention and interpretive biases toward 关注和解释的偏爱
  avoidance of 回避
  internal sensations as 内在感受
  learned 习得的
  natural response to 自然反应
Time-limited therapy 有时间限制的治疗
Time out 暂停
Timing of behavioral assessments 行为评估的时间
Token economy 代币制
Tolin，D.F. D.F. 托林
TRAC（trigger，response，alternative coping） TRAC（诱导事件，反应，替代性应对）
Training 训练
  biofeedback 生物反馈
  communication skills 沟通技能
  emotion regulation 情绪管理
  mindfulness 正念
  problem-solving skills 问题解决技能
  relaxation 放松
  as scientists and practitioners 作为科学家和实践家
  for self-monitoring 自我监测
  social skills 社会技能
Transparency 透明
  of behavior therapy 行为疗法
  of theory 理论
TRAP（triggers，responses，and avoidance patterns） TRAP（诱导事件，反应，回避模式）

Treatment goals，collaborative setting of 治疗目标 合作设定	
Treatment planning，in functional assessment	治疗计划，在功能评估中
Tsai M.	M. 蔡
Unconditioned stimulus（US）	无条件刺激
Unlearning of associations	非习得联想
Valued action	有价值的行为
Value clarification	价值澄清
as connection to meaning	有意义的联系
defined	定义
role in behavior therapies	在行为疗法中的作用
Van Oppen，P.	P. 范・奥本
Van Straten，A.	A. 范・斯特拉顿
Verbal-cognitive response mode	言语 - 认知的反应模式
Verbal learning	言语学习
Vicarious learning，*See also* Observation	代理学习，见观察
Victor of Aveyron	阿韦龙省的维克托
Virtual reality	虚拟的现实
Vittengl，J.R.	J.R. 维坦吉
Wagner，A.R.	A.R. 瓦格纳
Waston，J.B.	J.B. 华生
Waves of theories	理论的浪潮
Wheeler，J.	J. 惠勒
Wild Boy of Aveyron	阿韦龙野孩
Wilson，G.Terence	G.・特伦斯・威尔逊
Wilson，K.G..	K.G. 威尔逊
Winick，C.B.	C.B. 威尼克
Witt，J.C.	J.C. 威特
Wolpe，J.	J. 华普
Working alliance	治疗同盟
Zaretsky，A.	A. 扎瑞斯基
Zayfert，C.	C. 载福特

参考文献

Abramowitz，J. S.（2009）. *Getting over OCD：A 10-step workbook for taking back your life.* New York，NY：Guilford Press.

Abramowitz，J. S.，Deacon，B. J.，& Whiteside，S. P. H.（2011）. *Exposure therapy for anxiety：Principles and practice.* New York，NY：Guilford Press.

Allen，L. B.，McHugh，R. K.，& Barlow，D. H.（2008）. Emotional disorders：A unified protocol. In D. H. Barlow（Ed.），*Clinical handbook of psychological disorders：A step-by-step treatment manual*（4th ed.，pp. 216-249）. New York,NY：Guilford Press.

American Psychiatric Association.（2000）. *Diagnostic and statistical manual of mental disorders*（4th ed.，text revision）. Washington，DC：Author.

American Psychiatric Association.（2007）. *Practice guideline for the treatment of patients with obsessive-compulsive disorder.* Arlington，VA：Author. Retrieved from http：//www.psychiatryonline.com/pracGuide/pracGuideTopic_10.aspx

Amir，N.，Beard，C.，Burns，M.，& Bomyea，J.（2009）. Attention modification program in individuals with generalized anxiety disorder. *Journal of Abnormal Psychology*，*118*，28-33. doi：10.1037/a0012589

Antony，M. M.，Ledley，D. R.，& Heimberg，R. G.（Eds.）.（2005）. *Improving out-comes and preventing relapse in cognitive behavioral therapy.* New York，NY：Guilford Press.

Antony，M. M.，& McCabe，R. E.（2004）. *10 simple solutions to panic：How to overcome panic attacks，calm physical symptoms，and reclaim your life.* Oakland，

CA: New Harbinger.

Antony, M. M., & McCabe, R. E. (2005). *Overcoming animal and insect phobias: How to conquer fear of dogs, snakes, rodents, bees, spiders, and more.* Oakland, CA: New Harbinger.

Antony, M. M., & Norton, P. J. (2009). *The anti-anxiety workbook: Proven strategies to overcome worry, panic, phobias, and obsessions.* New York, NY: Guilford Press.

Antony, M. M., Orsillo, S. M., & Roemer, L. (Eds.). (2001). *Practitioner's guide to empirically based measures of anxiety.* New York, NY: Springer.

Antony, M. M., & Rowa, K. (2008). *Social anxiety disorder: Psychological approaches to assessment and treatment.* Göttingen, Germany: Hogrefe.

Antony, M. M., & Stein, M. B. (Eds.). (2009). *Oxford handbook of anxiety and related disorders.* New York, NY: Oxford University Press.

Antony, M. M., & Swinson, R. P. (2000). *Phobic disorders and panic in adults: A guide to assessment and treatment.* Washington, DC: American Psychological Association. doi: 10.1037/10348-000

Antony, M. M., & Watling, M. A. (2006). *Overcoming medical phobias: How to conquer fear of blood, needles, doctors, and dentists.* Oakland, CA: New Harbinger.

Arch, J. J., & Craske, M. G. (2008). Acceptance and commitment therapy and cognitive behavioral therapy for anxiety disorders: Different treatments, same mechanisms? *Clinical Psychology: Science and Practice*, *15*, 263-279. doi: 10.1111/j.1468-2850.2008.00137.x

Arkowitz, H., Westra, H. A., Miller, W. R., & Rollnick, S. (2008). *Motivational interviewing in the treatment of psychological problems.* New York, NY: Guilford Press.

Ayllon, T. (1963). Intensive treatment of psychotic behavior by stimulus satiation and food reinforcement. *Behaviour Research and Therapy*, *1*, 53-61. doi: 10.1016/0005-7967(63)90008-1

Ayllon, T., & Azrin, N. H. (1965) . The measurement and reinforcement of behavior of psychotics. *Journal of the Experimental Analysis of Behavior*, *8*, 357-383. doi: 10.1901/j eab. 1965.8-357

Ayllon, T., & Azrin, N. H. (1968) . *The token economy: A motivational system for therapy and rehabilitation.* New York, NY: Appleton-Century-Crofts.

Bandura, A. (1965) . Influence of models' reinforcement contingencies on the acquisition of imitative responses. *Journal of Personality and Social Psychology*, *1*, 589-595. doi: 10.1037/h0022070

Bandura, A. (1969) . *Principles of behavior modification.* New York, NY: Holt, Rinehart & Winston.

Bandura, A. (1977a) . Self-efficacy theory: Toward a unifying theory of behavioral change. *Psychological Review*, *84*, 191-215. doi: 10.1037/0033-295X.84.2. 191

Bandura, A. (1977b) . *Social learning theory.* Englewood Cliffs, NJ: Prentice Hall.

Bandura, A. (1986) . *Social foundations of thought and action: A social cognitive theory.* Englewood Cliffs, NJ: Freeman.

Barlow, D. H., Allen, L. B., & Choate, M. L. (2004) . Towards a unified treatment for emotional disorders. *Behavior Therapy*, *35*, 205-230. doi: 10.1016/ S0005-7894 (04) 80036-4

Barlow, D. H., & Craske, M. G. (2007) . *Mastery of your anxiety and panic: Workbook* (4th ed.) . New York, NY: Oxford University Press.

Başoğlu, M., Marks, I. M., Swinson, R. P., Noshirvani, H., O'sullivan, G., & Kuch, K. (1994) . Pre-treatment predictors of treatment outcome in panic disorder and agoraphobia treated with alprazolam and exposure. *Journal of Affective Disorders*, *30*, 123-132. doi: 10.1016/0165-0327 (94) 90040-X

Beck, A. T. (1976) . *Cognitive therapy and the emotional disorders.* New York, NY: Penguin.

Beck, A. T. (1993) . Cognitive therapy: Nature and relation to behavior therapy. *Journal of Psychotherapy Practice and Research*, *2*, 345-356.

Beck, A. T., Rush, A. J., Shaw, B. F., & Emery, G. (1979) . *Cognitive therapy of depression.* New York，NY：Guilford Press.

Becker，C. B.，Zayfert，C.，& Anderson，E.（2004）. A survey of psychologists' attitudes towards and utilization of exposure therapy for PTSD. *Behaviour Research and Therapy*，*42*，277-292. doi：10.1016/S0005-7967（03）00138-4

Bell，A. C.，& D' Zurilla，T. J.（2009）. Problem-solving therapy for depression：A meta-analysis. *Clinical Psychology Review*，*29*，348-353. doi：10.1016/j.cpr.2009.02.003

Bellack，A. S.，& Hersen，M.（Eds.）.（1985）. *Dictionary of behavior therapy techniques.* New York，NY：Pergamon Press.

Bellack，A. S.，Mueser，K. T.，Gingerich，S.，& Agresta，J.（1997）. *Social skills training for schizophrenia.* New York，NY：Guilford Press.

Benjamin，L. T.，& Baker，D. B.（Eds.）.（2000）. History of psychology：The Boulder conference [Special section] . *American Psychologist*，*55*，233-254. doi：10.1037/h0087859

Bernstein，D. A.，Borkovec，T. D.，& Hazlett-Stevens，H.（2000）. *New directions in progressive relaxation training：A guidebook for helping professionals.* Westport，CT：Praeger.

Beynon，S.，Soares-Weiser，K.，Woolacott，N.，Duffy，S.，& Geddes，J. R.（2008）. Psychosocial interventions for the prevention of relapse in bipolar disorder：Systematic review of controlled trials. *The British Journal of Psychiatry*，*192*，5-11. doi：10.1192/bjp.bp.107.037887

Bisson，J. I.，Ehlers，A.，Matthews，R.，Pilling，S.，Richards，D.，& Turner，S.（2007）. Psychological treatments for chronic post-traumatic stress disorder：Systematic review and meta-analysis. *The British Journal of Psychiatry*，*190*，97-104. doi：10.1192/bjp.bp. 106.021402

Bloch，I.（1908）. *The sexual life of our time.* New York，NY：Rebman.

Borkovec，T. D.，Newman，M. G.，Pincus，A.，& Lytle，R.（2002）. A component analysis of cognitive-behavioral therapy for generalized anxiety disorder and the role of interpersonal problems. *Journal of Consulting and Clinical Psychology*，*70*，288-

298. doi：10.1037/0022-006X. 70.2.288

Bouton，M. E.，Mineka，S.，& Barlow，D. H.（2001）. A modern learning theory perspective on the etiology of panic disorder. *Psychological Review*，*108*，4-32. doi：10.1037/0033-295X. 108.1.4

Bouton，M. E.，Woods，A. M.，Moody，E. W.，Sunshay，C.，& Garcia-Gutierrez，A.（2006）. Counteracting the context-dependence of extinction：Relapse and tests of some relapse prevention methods. In M. G. Craske，D. Hermans，& D. Vansteenwegen（Eds.），*Fear and learning：From basic processes to clinical implications*（pp. 175-196）. Washington，DC：American Psychological Association，doi：10.1037/11474-009

Butcher，J. N.，Graham，J. R.，Ben-Porath，Y. S.，Tellegen，A.，Dahlstrom，W. G.，& Kraemmer，B.（2001）. *Minnesota Multiphasic Personality Inventory—2（MMPI–2）：Manual for administration and scoring.* Minneapolis：University of Minnesota Press.

Butler，A. C.，Chapman，J. E.，Forman，E. M.，& Beck，A. T.（2006）. The empirical status of cognitive-behavioral therapy：A review of meta-analyses. *Clinical Psychology Review*，*26*，17-31. doi：10.1016/j.cpr.2005.07.003

Carter，M. M.，Sbrocco，T.，Gore，K. L.，Marin，N. W.，& Lewis，K. L.（2003）. Cognitive-behavioral group therapy versus a wait-list control in the treatment of African American women with panic disorder. *Cognitive Therapy and Research*，*27*，505-518. doi：10.1023/A：1026350903639

Castonguay，L. G.，& Beutler，L. E.（Eds.）.（2006）. *Principles of therapeutic change that work.* New York，NY：Oxford University Press.

Chambless，D. L.，Baker，M. J.，Baucom，D. H.，Beutler，L. E.，Calhoun，K. S.，Crits-Christoph，P.，... Woody，S. R.（1998）. Update on empirically validated therapies，II. *Clinical Psychologist*，*51*，3-16.

Chambless，D. L.，Sanderson，W. C.，Shoham，V.，Bennett Johnson，S.，Pope，K. S.，Crits-Christoph，P.，... McCurry，S.（1996）. An update on empirically validated therapies. *Clinical Psychologist*，*49*，5-18.

Chorpita，B. F.，& Regan，J.（2009）. Dissemination of effective mental health treatment procedures：Maximizing the return on a significant investment. *Behaviour Research and Therapy*，*47*，990-993. doi：10.1016/j.brat.2009.07.002

Christensen，A.，Wheeler，J. G.，& Jacobson，N. S.（2008）. Couple distress. In D. H. Barlow（Ed.），*Clinical handbook of psychological disorders：A step-by-step treatment manual*（4th ed.，pp. 662-689）. New York，NY：Guilford Press.

Cloitre，M.，Koenen，K. C.，Cohen，L.，&Han，H.（2002）. Skills training in affective and interpersonal regulation followed by exposure：A phase-based treat-ment for PTSD related to childhood abuse. *Journal of Consulting and Clinical Psychology*，*70*，1067-1074. doi：10.1037/0022-006X. 70.5.1067

Colom，F.，Vieta，E.，Sánchez-Moreno，J.，Palomino-Otiniano，R.，Reinares，M.，Goikolea，J.，... Martínez-Arán，A.（2009）. Group psychoeducation for stabilized bipolar disorders：5-year outcome of a randomized clinical trial. *The British Journal of Psychiatry*，*194*，260-265. doi：10.1192/bjp.bp.107.040485

Cook，J. M.，Schnurr，P. P.，Biyanova，T.，& Coyne，J. C.（2009）. Apples don't fall far from the tree：Influences on psychotherapists' adoption and sustained use of new therapies. *Psychiatric Services*，*60*，671-676. doi：10.1176/ appi. ps.60.5.671

Cook，M.，Mineka，S.，Wolkenstein，B.，& Laitsch，K.（1985）. Observational condition of snake fear in unrelated rhesus monkeys. *Journal of Abnormal Psychology*，*94*，591-610. doi：10.1037/0021-843X.94.4.591

Cordova，J. V.（2001）. Acceptance in behavior therapy：Understanding the process of change. *Behavior Analyst*，*24*，213-226.

Covin，R.，Ouimet，A. J.，Seeds，P. M.，& Dozois，D. J. A.（2008）. A meta-analysis of CBT for pathological worry among clients with GAD. *Journal of Anxiety Disorders*，*22*，108-116. doi：10.1016/j.janxdis.2007.01.002

Craighead，W. E.，Sheets，E. S.，Brosse，A. L.，& Ilardi，S. S.（2007）. Psychosocial treatments for major depressive disorder. In P. E. Nathan & J. M. Gorman（Eds.），*A guide to treatments that work*（3rd ed.，pp. 289-307）. New

York，NY：Oxford University Press.

Craske，M. G.（2010）. *Cognitive-behavioral therapy.* Washington，DC：American Psychological Association.

Craske，M. G.，& Barlow，D. H.（2008）. Panic disorder and agoraphobia. In D. H. Barlow（Ed.），*Clinical handbook of psychological disorders：A step-by-step treat-ment manual*（4th ed.，pp. 1-64）. New York，NY：Guilford Press.

Craske，M. G.，Kircanski，K.，Zelikowsky，M.，Mystkowski，J.，Chowdry，N.，& Baker，A.（2008）. Optimizing inhibitory learning during exposure. *Behaviour Research and Therapy*，*46*，5-27. doi：10.1016/j.brat.2007.10.003

Craske，M. G.，& Mystkowski，J. L.（2006）. Exposure therapy and extinction：Clinical studies. In M. G. Craske，D. Hermans，& D. Vansteenwegen（Eds.），*Fear and learning：From basic processes to clinical implications*（pp. 217-233）. Washington，DC：American Psychological Association. doi：10.1037/11474-011

Cuijpers，P.，van Straten，A.，Andersson，G.，& van Oppen，P.（2008）. Psychotherapy for depression in adults：A meta-analysis of comparative outcome trials. *Journal of Consulting and Clinical Psychology*，*76*，909-922. doi：10.1037/ a0013075

Cuijpers，P.，van Straten，A.，Bohlmeijer，E.，Hollon，S. D.，& Andersson，G.（2010）. The effects of psychotherapy for adult depression are overestimated：A meta-analysis of study quality and effect strength. *Psychological Medicine*，*40*，211-223. doi：10.1017/S0033291709006114

Cuijpers，P.，van Straten，A.，& Warmerdam，L.（2007）. Behavioral activation treatments for depression：A meta-analysis. *Clinical Psychology Review*，*27*，318-326. doi：10.1016/j.cpr.2006.11.001

Davis，C. M.，Yarber，W. L.，Bauserman，R.，& Schreer，G.（1998）. *Handbook of sexuality-related measures.* Thousand Oaks，CA：Sage.

de Graaf，I.，Speetjens，P.，Smit，F.，de Wolff，M.，& Tavecchio，L.（2008）. Effec-tiveness of the triple P positive parenting program on behavioral problems in children：A meta-analysis. *Behavior Modification*，*32*，714-735. doi：10.1177/ 0145445508317134

Derogatis，L. R.（1977）. SCL-90：*Administration，scoring，and procedures manual—I for the revised version.* Baltimore，MD：Johns Hopkins University School of Medicine，Clinical Psychometrics Research Unit.

Derogatis，L. R.（1994）. *SCL–90–R：Administration，scoring，and procedures manual Minneapolis*，MN：National Computer Systems.

DeRubeis，R. J.，Webb，C. A.，Tang，T. Z.，& Beck，A. T.（2010）. Cognitive therapy. In K. S. Dobson（Ed.），*Handbook of cognitive-behavioral therapies*（3rd ed.，pp. 277-316）. New York，NY：Guilford Press.

Dimidjian，S.，Hollon，S. D.，Dobson，K. S.，Schmaling，K. B.，Kohlenberg，R. J.，Addis，M. E.，... Jacobson，N. S.（2006）. Randomized trial of behavioral activation，cognitive therapy，and antidepressant medication in the acute treatment of adults with major depression. *Journal of Consulting and Clinical Psychology*，*74*，658-670. doi：10.1037/0022-006X. 74.4.658

Dollard，J.，& Miller，N.（1950）. *Personality and psychotherapy：An analysis in terms of learning，thinking，and culture.* New York，NY：McGraw-Hill.

Donohue，B. C.，& Romero，V.（2005）. Token economy. In M. Hersen & J. Rosqvist（Eds.），*Encyclopedia of behavior modification and cognitive behavior therapy：Vol. 1. Adult clinical applications*（pp. 594-596）. Thousand Oaks，CA：Sage.

Drossel，C.，Garrison-Diehn，C. G.，& Fisher，J. E.（2009）. Contingency management interventions. In W. T. O' Donohue & J. E. Fisher（Eds.），*General principles and empirically supported techniques of cognitive behavior therapy*（pp. 214-220）. Hoboken，NJ：Wiley.

Drossel，C.，Rummel，C.，& Fisher，J. E.（2009）. Assessment and cognitive behavior therapy：Functional analysis as key process. In W. T. O' Donohue & J. E. Fisher（Eds.），*General principles and empirically supported techniques of cognitive behavior therapy*（pp. 15-41）. Hoboken，NJ：Wiley.

Durand，V. M.（1991）. *Severe behavior problems：A functional communication training approach.* New York，NY：Guilford Press.

Dutra，L.，Stathopoulou，G.，Basden，S. L.，Leyro，T. M.，Powers，M. B.，& Otto，M. W.（2008）. A meta-analytic review of psychosocial interventions for substance use disorders. *The American Journal of Psychiatry*，*165*，179-187. doi：10.1176/ appi.ajp.2007.06111851

Ehlers，C. L.，Frank，E.，& Kupfer，D. J.（1988）. Social zeitgebers and biological rhythms：A unified approach to understanding the etiology of depression. *Archives of General Psychiatry*，*45*，948-952.

Ehrenreich，J. T.，Goldstein，C. R.，Wright，L. R.，& Barlow，D. H.（2009）. Development of a unified protocol for the treatment of emotional disorders in youth. *Child and Family Behavior Therapy*，*31*，20-37.

Ekers，D.，Richards，D.，& Gilbody，S.（2008）. A meta-analysis of randomized trials of behavioural treatment of depression. *Psychological Medicine*，*38*，611-623. doi：10.1017/S0033291707001614

Elias，M. J.，& Clabby，J. F.（1992）. *Building social problem-solving skills：Guidelines from a school-based program.* San Francisco，CA：Jossey-Bass.

Ellis，A.（2001）. The rise of cognitive behavior therapy. In W. T. O' Donohue，D. A. Henderson，S. C. Hayes，J. E. Fisher，& L. J. Hayes（Eds.），*A history of the behavioral therapies：Founders' personal histories*（pp. 183-194）. Reno，NV：Context Press.

Ellis，H.（1936）. *Studies in the psychology of sex*（2 vols.）. New York，NY：Random House.

Emmelkamp，P. M. G.，& Kamphuis，J. H.（2005）. Aversive relief. In M. Hersen & J. Rosqvist（Eds.），*Encyclopedia of behavior modification and cognitive behavior therapy：Vol. 1. Adult clinical applications*（pp. 39-40）. Thousand Oaks，CA：Sage.

Enoch，M.（2007）. Genetics，stress，and risk for addiction. In A. Mustafa（Ed.），*Stress and addiction：Psychological and biological mechanisms*（pp. 127-146）. San Diego，CA：Elsevier. doi：10.1016/B978-012370632-4/50009-7

Exner，J. E.（1993）. *The Rorschach：A comprehensive system：Vol. 1. Basic foundations.* Hoboken，NJ：Wiley.

Eysenck，H. J.（1959）. Learning theory and behavior therapy. *Journal of Mental Science*，*105*，61-75.

Eysenck，H. J.（1960）. *Behaviour therapy and the neuroses：Readings in modern methods of treatment derived from learning theory.* New York，NY：Pergamon Press.

Eysenck，H. J.（Ed.）.（1964）. *Experiments in behaviour therapy：Readings in modern methods of treatment of mental disorders derived from learning theory.* New York，NY：Pergamon Press.

Federici，A.，Rowa，K.，& Antony，M. M.（2010）. Adjusting treatment for partial- or nonresponse to contemporary cognitive-behavioral therapy. In D. McKay，J. Abramowitz，& S. Taylor（Eds.），*Cognitive-behavioral therapy for refractory cases：Turning failure into success*（pp. 11-37）. Washington，DC：American Psychological Association.

Fedoroff，I. C.，& Taylor，S.（2001）. Psychological and pharmacological treatments of social phobia：A meta-analysis. *Journal of Clinical Psychopharmacology*，*21*，311-324. doi：10.1097/00004714-200106000-00011

Ferster，C. B.（1973）. A functional analysis of depression. *American Psychologist*，*28*，857-870.

Fischer，J.，& Corcoran，K.（2007）. *Measures for clinical practice and research：A sourcebook*（4th ed.，2 vols.）. New York，NY：Oxford University Press.

Foa，E. B.，Huppert，J. D.，& Cahill，S. P.（2006）. Emotional processing theory：An update. In B. O. Rothbaum（Ed.），*Pathological anxiety：Emotionalprocessing in etiology and treatment*（pp. 3-24）. New York，NY：Guilford Press.

Foa，E. B.，Jameson，J. S.，Turner，R. M.，& Payne，L. L.（1980）. Massed versus spaced exposure sessions in the treatment of agoraphobia. *Behaviour Research and Therapy*，*18*，333-338. doi：10.1016/0005-7967（80）90092-3

Foa，E. B.，& Kozak，M. J.（1986）. Emotional processing of fear：Exposure to corrective information. *Psychological Bulletin*，*99*，20-35. doi：10.1037/ 0033-

2909.99.1.20

Forel, A. (1922) . *The sexual question.* New York, NY: Physician's & Surgeon's.

Foster, S. L., Laverty-Finch, C., Gizzo, D. P., & Osantowski, J. (1999) . Practical issues in self-observation. *Psychological Assessment*, *11*, 426-438. doi: 10.1037/1040-3590.11.4.426

Franklin, M. E., Jaycox, L. H., & Foa, E. B. (1999) . Social skills training. In M. Hersen & A. S. Bellack (Eds.) , *Handbook of comparative interventions for adult disorders* (2nd ed., pp. 317-339) . Hoboken, NJ: Wiley.

Franks, C. M. (1963) . Behavior therapy, the principles of conditioning, and the treatment of the alcoholic. *Quarterly Journal of Studies on Alcohol*, *24*, 511-529.

Franks, C. M. (2001) . From psychodynamic to behavior therapy: Paradigm shift and personal perspectives. In W. T. O'Donohue, D. A. Henderson, S. C. Hayes, J. E. Fisher, & L. J. Hayes (Eds.) , *A history of the behavioral therapies: Founders' personal histories* (pp. 195-206) . Reno, NV: Context Press.

Franks, C. M., & Wilson, G. T. (1977) . *Annual review of behavior therapy: Theory and practice* (Vol. 5) . New York, NY: Brunner/Mazel.

Freud, S.(1950). Turnings in the world of psychoanalytic therapy. In J. Strachey(Ed.), *Collected papers of Sigmund Freud* (Vol. 2, pp. 399-400) . London, England: Hogarth and Institute of Psychoanalysis. (Original work published 1919)

Gervitz, R. N. (2007) . Psychophysiological perspectives on stress-related and anxiety disorders. In P. M. Lehrer, R. L. Woolfolk, & W. E. Sime (Eds.) , *Principles and practices of stress management* (3rd ed., pp. 209-226) . New York, NY: Guilford Press.

Gilbert, P., & Leahy, R. L. (Eds.) . (2007) . *The therapeutic relationship in the cognitive behavioral therapies.* New York, NY: Routledge.

Goldfried, M. R., & Sprafkin, J. N. (1976). Behavioral personality assessment. In J. T. Spence, R. C. Carson, & J. Thibaut (Eds.), *Behavioral approaches to therapy* (pp. 295-321) . Morristown, NJ: General Learning Press.

Goodman, W. K., Price, L.H., Rasmussen, S. A., Mazure, C., Delgado,

P., Heninger, G. R., & Charney, D. S. (1989). The Yale-Brown Obsessive Compulsive Scale: II. Validity. *Archives of General Psychiatry*, *46*, 1012-1016.

Goodman, W. K., Price, L. H., Rasmussen, S. A., Mazure, C., Fleischmann, R. L., Hill, C. L., & Charney, D. S. (1989). The Yale-Brown Obsessive Compulsive Scale: I. Development, use, and reliability. *Archives of General Psychiatry*, *46*, 1006-1011.

Gratz, K. L., & Gunderson, J. G. (2006). Preliminary data on an acceptance-based emotion regulation group intervention for deliberate self-harm among women with borderline personality disorder. *Behavior Therapy*, *37*, 25-35. doi: 10.1016/j.beth.2005.03.002

Gratz, K. L., & Roemer, L. (2004). Multidimensional assessment of emotion regulation and dysregulation: Development, factor structure, and initial validation of the Difficulties in Emotion Regulation Scale. *Journal of Psychopathology and Behavioral Assessment*, *26*, 41-54.

Green, K. E., & Iverson, K. M. (2009). Computerized cognitive behavioral therapy in a stepped care model of treatment. *Professional Psychology: Research and Practice*, *40*, 96-103. doi: 10.1037/a0012847

Greenberger, D., & Padesky, C. A. (1995). *Mind over mood: Change how you feel by changing the way you think.* New York, NY: Guilford Press.

Hayes, A. M., & Feldman, G. (2004). Clarifying the construct of mindfulness in the context of emotion regulation and the process of change in therapy. *Clinical Psychology: Science and Practice*, *11*, 255-262. doi: 10.1093/clipsy/ bph080

Hayes, A. M., Feldman, G. C., Beevers, C. G., Laurenceau, J.-P., & Cardaciotto, L. (2007). Discontinuities and cognitive changes in an exposure-based cognitive therapy for depression. *Journal of Consulting and Clinical Psychology*, *75*, 409-421. doi: 10.1037/0022-006X.75.3.409

Hayes, A. M., Laurenceau, J.-P., Feldman, G., Strauss, J. L., & Cardaciotto, L. (2007). Change is not always linear: The study of nonlinear and discontinuous patterns of change in psychotherapy. *Clinical Psychology Review*, *27*, 715-723.

doi：10.1016/j.cpr.2007.01.008

Hayes，S. A.，Hope，D. A.，VanDyke，M. M.，& Heimberg，R. G.（2007）. Working alliance for clients with social anxiety disorder：Relationship with session help-fulness and within-session habituation. *Cognitive Behaviour Therapy*，*36*，34-42. doi：10.1080/16506070600947624

Hayes，S. C.，Barnes-Holmes，D.，& Roche，B.（Eds.）.（2001）. *Relational frame theory：A post-Skinnerian account of human language and cognition.* New York，NY：Springer.

Hayes，S. C.，Follette，V. M.，& Linehan，M. M.（2004）. *Mindfulness and acceptance：Expanding the cognitive-behavioral tradition.* New York，NY：Guilford Press.

Hayes，S. C.，Strosahl，K. D.，& Wilson，K. G.（1999）. *Acceptance and commitment therapy：An experiential approach to behavior change.* New York，NY：Guilford Press.

Hayes，S. C.，Wilson，K. G.，Gilford，E. V.，Follette，V. M.，& Strosahl，K.（1996）. Experiential avoidance and behavioral disorders：A functional dimensional approach to diagnosis and treatment. *Journal of Consulting and Clinical Psychology*，*64*，1152-1168. doi：10.1037/0022-006X. 64.6.1152

Hayes，S. C.，Wilson，K. G.，Gilford，E. V.，Piasecki，M.，Byrd，M.，Gregg，J.，... Gregg，J.（2004）. A preliminary trial of twelve-step facilitation and acceptance and commitment therapy with polysubstance-abusing methodone-maintained opium addicts. *Behavior Therapy*，*35*，667-688. doi：10.1016/50005-7894（04）80014-5

Haynes，5. N.（1986）. The design of intervention programs. In R. O. Nelson & S. C. Hayes（Eds.），*Conceptual foundations of behavioral assessment*（pp. 386-429）. New York，NY：Guilford Press.

Haynes，S. N.，& Heiby，E. M.（Eds.）.（2004）. Comprehensive handbook of psychological assessment. Vol. 3：Behavioral assessment. Hoboken，NJ：Wiley.

Haynes，S. N.，& O' Brien，W. O.（2000）. *Principles andpractice of behavioral assessment.* New York，NY：Springer.

Hays，P.A.（2006）. Introduction：Developing culturally responsive cognitivebehavioral therapies. In P. A. Hays & G. Y. Iwamasa（Eds.），*Culturally responsive cognitive-behavioral therapy：Assessment，practice，and supervision*（pp. 3-20）. Washington，DC：American Psychological Association.

Hays，P. A.（2007）. *Addressing cultural complexities in practice：Assessment，diagnosis，and therapy*（2nd ed.）. Washington，DC：American Psychological Association.

Hays，P. A.，& Iwamasa，G. Y.（Eds.）.（2006）. *Culturally responsive cognitivebehavioral therapy：Assessment，practice，and supervision.* Washington，DC：American Psychological Association. doi：10.1037/11433-000

Hendriks，G. J.，Voshaar，R. C. O.，Keijsers，G. P. J.，Hoogduin，C. A. L.，& van Balkom，A. L. J. M.（2008）. Cognitive-behavioural therapy for late-life anxiety disorders：A systematic review and meta-analysis. *Acta Psychiatrica Scandinavica*，*117*，403-411. doi：10.1111/j. 1600-0447.2008.01190.x

Herbert，J. D.，Forman，E. M.，& Englund，E. L.（2009）. Psychological acceptance. In W. T. O' Donahue & J. E. Fisher（Eds.），*General principles and empirically supported techniques of cognitive behavior therapy*（pp. 102-114）. Hoboken，NJ：Wiley.

Hinton，D. E.，Chhean，D.，Pich，V.，Hofmann，S. G.，Pollack，M. H.，& Safren，S. A.（2005）. A randomized controlled trial of cognitive behavior therapy for Cambodian refugees with treatment resistant PTSD and panic attacks：A cross-over design. *Journal of Traumatic Stress*，*18*，617-629. doi：10.1002/jts.20070

Hofmann，S. G.，& Smits，J. A. J.（2008）. Cognitive-behavioral therapy for adult anxiety disorders：A meta-analysis of randomized placebo-controlled trials. *Journal of Clinical Psychiatry*，*69*，621-632.

Horvath，A. O.，& Bedi，R. P.（2002）. The alliance. In J. C. Norcross（Ed.），*Psychotherapy relationships that work：Therapist contributions and responsiveness to patients*（pp. 37-69）. New York，NY：Oxford University Press.

Hunsley，J.，& Mash，E. J.（2010）. The role of assessment in evidence-based practice. In M. M. Antony & D. H. Barlow (Eds.) , *Handbook of assessment and treatment planning psychological disorders* (2nd ed.; pp. 3-22) . New York, NY: Guilford Press.

In-Albon, T., & Schneider, S. (2006) . Psychotherapy of childhood anxiety disorders: A meta-analysis. *Psychotherapy and Psychosomatics*, 76, 15-24.

Itard, J. M. G. (1962) . *The wild boy of Aveyron.* New York, NY: Meredith.

Jacobson, E. (1938) . *Progressive relaxation.* Chicago, IL: University of Chicago Press.

Jacobson, N. S., Dobson, K. S., Truax, P. A., Addis, M. E., Koerner, K., Gollan, J. K.,... Prince, S. E. (1996) . A component analysis of cognitive-behavioral treatment for depression. *Journal of Consulting and Clinical Psychology*, *64*, 295-304. doi: 10.1037/0022-006X. 64.2.295

Jacobson, N. S., Martell, C. R., & Dimidjian, S. (2001) . Behavioral activation treatment for depression: Returning to contextual roots. *Clinical Psychology: Science and Practice*, *8*, 255-270. doi: 10.1093/clipsy/8.3.255

Janet, P. (1925) . *Psychological healing: A historical and clinical study.* London, England: Allen & Unwin.

Jones, M. C. (1924) . A laboratory study of fear: The case of Peter. *Journal of General Psychology*, *31*, 308-315.

Kabat-Zinn, J. (2005) . *Coming to our senses: Healing ourselves and the world through mindfulness.* New York, NY: Hyperion.

Kanfer, F. H., & Grimm, L. G. (1977) . Behavioral analysis: Selecting target behaviors in the interview. *Behavior Modification*, *1*, 7-28. doi: 10.1177/014544557711002

Kazdin, A. E. (2007) . Psychosocial treatments for conduct disorder in children and adolescents. In P. E. Nathan & J. M. Gorman (Eds.) , *A guide to treatments that work* (3rd ed., pp. 71-104) . New York, NY: Oxford University Press.

Keijsers, G. P. J., Schaap, C. D. P. R., & Hoogduin, C. A. L. (2000) . The impact of interpersonal patient and therapist behavior on outcome in cognitive-behavior therapy: A review of empirical studies. *Behavior Modification*, *24*, 264-297. doi:

10.1177/01454455.00242006

Kelley，M. L.，Reitman，D.，& Noell，G. H.（2002）. *Practitioner' s guide to empirically based measures of school behavior.* New York，NY：Springer.

Kenny，W. C.，Alvarez，K.，Donohue，B. C.，& Winick，C. B.（2008）. Overview of behavioral assessment with adults. In M. Hersen & J. Rosqvist（Eds.），*Handbook of psychological assessment，case conceptualization，and treatment：Vol. 1. Adults*（pp. 3-25）. Hoboken，NJ：Wiley.

Kent，G.（1997）. Dental phobias. In G. C. Davey（Ed.），*Phobias：A handbook of theory，research and treatment*（pp. 107-127）. Chichester，England：Wiley.

Klein，J. B.，Jacobs，R. H.，& Reinecke，M. A.（2007）. Cognitive-behavioral therapy for adolescent depression：A meta-analytic investigation of changes in effect-size estimates. *Journal of the American Academy of Child and Adolescent Psychiatry，46*，1403-1413. doi：10.1097/chi.0b013e3180592aaa

Klein-Tasman，B. P.，& Albano，A. M.（2007）. Intensive，short-term cognitive behavioral treatment of OCD-like behavior in a young adult with Williams syndrome. *Clinical Case Studies，6*，483-492. doi：10.1177/1534650106296370

Kohlenberg，R. J.，& Tsai，M.（1995）. Functional analytic psychotherapy：A behavioral approach to intensive treatment. In W. O' Donohue & L. Krasner（Eds.），*Theories of behavior therapy*（pp. 637-658）. Washington，DC：American Psychological Association. doi：10.1037/10169-023

Kohlenberg，R. J.，& Tsai，M.（2007）. *Functional analytic psychotherapy：Creating intense and curative therapeutic relationships.* New York，NY：Springer.

Kurtz，M. M.，& Mueser，K. T.（2008）. A meta-analysis of controlled research on social skills training for schizophrenia. *Journal of Consulting and Clinical Psychology，76*，491-504. doi：10.1037/0022-006X.76.3.491

Lang，P. J.，Melamed，B. G.，& Hart，J.（1970）. A psychophysiological analysis of fear modification using an automated desensitization procedure. *Journal of Abnormal Psychology，76*，220-234. doi：10.1037/h0029875

La Roche，M. J.，D' Angelo，E.，Gualdron，L.，& Leavell，J.（2006）. Culturally sensi-tive relaxation imagery for allocentric Latinos：A pilot study. *Psychotherapy: Theory, Research, Practice, Training*, 43, 555-560. doi：10.1037/0033-3204.43.4.555

Lawrence, E., Eldridge, K., Christensen, A., & Jacobson, N. S. (1999). Integrative couple therapy：The dyadic relationship of acceptance and change. In J. M. Donovan (Ed.), *Short-term couple therapy* (pp. 226-261). New York, NY：Guilford Press.

Lazarus, A. A. (1958). New methods in psychotherapy：A case study. *South African Medical Journal*, 33, 660-664.

Lazarus, A. A. (2001). A brief personal account of CT (conditioning therapy), BT (behavior therapy), and CBT (cognitive-behavior therapy)：Spanning three continents. In W. T. O'Donohue, D. A. Henderson, S. C. Hayes, J. E. Fisher, & L. J. Hayes (Eds.), *A history of the behavioral therapies：Founders' personal histories* (pp. 155-162). Reno, NV：Context Press.

Lee, J. K., Fuchs, C., Roemer, L., & Orsillo, S. M. (2009). Cultural considerations in acceptance-based behavioral therapies. In L. Roemer & S. M. Orsillo (Eds.), *Mindfulness-and acceptance-based behavioral therapies in practice* (pp. 116-118). New York, NY：Guilford Press.

Lejuez, C. W., Hopko, D. R., & Hopko, S. D. (2001). A brief behavioral activation treatment for depression：Treatment manual. *Behavior Modification*, *25*, 255-286. doi：10.1177/0145445501252005

Lincoln, T. M., Wilhelm, K., & Nestoriuc, Y. (2007). Effectiveness of psychoeducation for relapse, symptoms, knowledge, adherence and functioning in psychotic disorders：A meta-analysis. *Schizophrenia Research*, *96*, 232-245. doi：10.1016/j.schres.2007.07.022

Lindsley, O. R. (2001). Studies in behavior therapy and behavior research laboratory：June 1953-1965. In W. T. O' Donohue, D. A. Henderson, S. C. Hayes, J. E. Fisher, & L. J. Hayes (Eds.), *A history of the behavioral therapies：Founders' personal histories* (pp. 125-153). Reno, NV：Context Press.

Lindsley，O. R.，Skinner，B. F.，& Solomon，H. C. (1953) . *Studies in behavior therapy* (Status Report 1) . Waltham，MA：Metropolitan State Hospital.

Linehan，M. M. (1993a) . *Cognitive-behavioral treatment for borderline personality disorder.* New York，NY：Guilford Press.

Linehan，M. M. (1993b) . *Skills training manual for cognitive behavioral treatment of borderline personality disorder.* New York，NY：Guilford Press.

Linehan，M. M.，Comtois，K. A.，Murray，A. M.，Brown，M. Z.，Gallop，R. J.，Heard，H. L.，Korslund，K. E.,... Lindenboim，N. (2006) . Two-year randomized controlled trial and follow-up of dialectical behavior therapy vs. therapy by experts for suicidal behaviors and borderline personality disorder. *Archives of General Psychiatry*，*63*，757-766. doi：10.1001/archpsyc.63.7.757

Lonsdorf，T. B.，Weike，A. I.，Nikamo，P.，Schalling，M.，Hamm，A. O.，& Öhmann，A. (2009) . Genetic gating of human fear learning and extinction：Possible implications for gene-environment interaction in anxiety disorders. *Psychological Science*，*20*，198-206. doi：10.1111/j.1467-9280.2009.02280.x

Lunde，L.-H.，Nordhus，I. H.，& Pallesen，S. (2009) . The effectiveness of cognitive and behavioural treatment of chronic pain in the elderly：A quantitative review. *Journal of Clinical Psychology in Medical Settings*，*16*，254-262. doi：10.1007/ s 10880-009-9162-y

Luty，S. E.，Carter，J. D.，McKenzie，J. M.，Rae，A. M.，Frampton，C. M. A.，Mulder，R. T.，& Joyce，P. R. (2007) . Randomised controlled trial of interpersonal psychotherapy and cognitive behavioural therapy for depression. *British Journal of Psychiatry*，*190*，496-502. doi：10.1192/bjp.bp. 106.024729

Magee，L.，Erwin，B. A.，& Heimberg，R. G. (2009) . Psychological treatment of social anxiety disorder and specific phobia. In M. M. Antony & M. B. Stein (Eds.) , *Oxford handbook of anxiety and related disorders* (pp. 334-349) . New York，NY：Oxford University Press.

Marlatt，G. A.，& Donovan，D. M. (2005) . *Relapse prevention：Maintenance strategies in the treatment of addictive behaviors.* New York，NY：Guilford Press.

Marlatt，G. A.，& Gordon，J. R.（Eds.）.（1985）. *Relapse prevention.* New York，NY：Guilford Press.

Martell，C. R.，Addis，M. E.，& Jacobson，N. S.（2001 ）. *Depression in context：Strate–gies for guided action.* New York，NY：Norton.

Martell，C. R.，Safren，S. A.，& Prince，S. E.（2004）. *Cognitive behavioral therapies with lesbian，gay，and bisexual clients.* New York，NY：Guilford Press.

Mazzucchelli，T.，Kane，R.，& Rees，C.（2009）. Behavioral activation treatments for depression in adults：A meta-analysis and review. *Clinical Psychology：Science and Practice*，*16*，383-411. doi：10.1111/j. 1468-2850.2009.01178.x

McCabe，R. E.，& Antony，M. M.（2005）. Panic disorder and agoraphobia. In M. Antony，D. R. Ledley，& R. Heimberg（Eds.），*Improving outcomes and preventing relapse in cognitive behavioral therapy*（pp. 1-37）. New York，NY：Guilford Press.

McNally，R. J.，& Reese，H. E.（2008）. Information-processing approaches to understanding anxiety disorders. In M. M. Antony & M. B. Stein（Eds.），*Oxford handbook of anxiety and related disorders*（pp. 136-152）. New York，NY：Oxford University Press.

Mellon，M. W.（2005）. Bell and pad bladder training. In A. M. Gross & R. S. Drabman（Eds.），*Encyclopedia of behavior modification and cognitive behavior therapy：Vol. 2. Child clinical applications*（pp. 746-750）. Thousand Oaks，CA：Sage.

Mennin，D. S.，& Farach，F.（2007）. Emotion and evolving treatments for adult psychopathology. *Clinical Psychology：Science and Practice*，*14*，329-352. doi：10.1111/j. 1468-2850.2007.00094.x

Mennin，D. S.，& Fresco，D. M.（2010）. Emotion regulation as an integrative framework for understanding and treating psychopathology. In A. M. Kring & D. M. Sloan（Eds.），*Emotion regulation and psychopathology：A transdiagnostic approach to etiology and treatment*（pp. 356-379）. New York，NY：Guilford Press.

Miklowitz，D. J.，& Craighead，W. E.（2007）. Psychosocial treatments for bipolar disorder. In P. E. Nathan & J. M. Gorman (Eds.), *A guide to treatments that work* (3rd ed., pp. 309-322). New York, NY: Oxford University Press.

Miller, W. R. (1985). Motivation for treatment: A review with special emphasis on alcoholism. *Psychological Bulletin*, *98*, 84-107. doi: 10.1037/0033-2909.98.1.84

Miller, W. R., & Rollnick, S. (2002). *Motivational interviewing: Preparing people for change* (2nd ed.). New York, NY: Guilford Press.

Mineka, S., & Cook, M. (1986). Immunization against the observational conditioning of snake fear in rhesus monkeys. *Journal of Abnormal Psychology*, *95*, 307-318. doi: 10.1037/0021-843X.95.4.307

Mineka, S., Gunnar, M., & Champoux, M. (1986). Control and early socioemotional development: Infant rhesus monkeys reared in controllable versus uncontrollable environments. *Child Development*, *57*, 1241-1256. doi: 10.2307/1130447

Mineka, S., & Zinbarg, R. (2006). A contemporary learning theory perspective on the etiology of anxiety disorders: It' s not what you thought it was. *American Psychologist*, *61*, 10-26. doi: 10.1037/0003-066X.61.1.10

Mitte, K. (2005). A meta-analysis of the efficacy of psycho-and pharmacotherapy in panic disorder with and without agoraphobia. *Journal of Affective Disorders*, *88*, 27-45. doi: 10.1016/j.jad.2005.05.003

Morin, C. M., Bootzin, R. R., Buysse, D. J., Edinger, J. D., Espie, C. A., & Lichstein, K. L. (2006). Psychological and behavioral treatment of insomnia: Update of the recent evidence (1998-2004). *Sleep*, *29*, 1398-1414.

Moscovitch, D. A., Antony, M. M., & Swinson, R. P. (2009). Exposure-based treatments for anxiety disorders: Theory and process. In M. M. Antony & M.B. Stein (Eds.), *Oxford handbook of anxiety and related disorders* (pp. 461-475). New York, NY: Oxford University Press.

Moul, D. E., Morin, C. M., Buysse, D. J., Reynolds, C. F., & Kupfer, D. J. (2007). Treatments for insomnia and restless legs syndrome. In P. E. Nathan & J. M, Gorman (Eds.), *A guide to treatments that work* (3rd ed., pp. 611-640). New York, NY: Oxford University Press.

Mowrer，O. H.，& Mowrer，W. M.（1938）. Enuresis：A method for its study and treatment. *American Journal of Orthopsychiatry*，*8*，436-459. doi：10.1111/ j. 1939-0025.1938.tb06395.x

Myhr，G.，& Payne，K.（2006）. Cost-effectiveness of cognitive-behavioural therapy for mental disorders：Implications for public health care funding policy in Canada. *Canadian Journal of Psychiatry*，*51*，662-670.

Nangle，D. W.，Hansen，D. J.，Erdley，C. A.，& Norton，P. J.（2010）. *Practitioner' s guide to empirically based measures of social skills.* New York，NY：Springer.

Nathan，P. E.，& Gorman，J. M.（Eds.）.（2007）. *A guide to treatments that work*（3rd ed.）. New York，NY：Oxford University Press.

Nelson，R. O.（1988）. Relationships between assessment and treatment within a behavioral perspective. *Journal of Psychopathology and Behavioral Assessment*，*10*，155-170. doi：10.1007/BF00962641

Nestoriuc，Y.，Kriston，L.，& Rief，W.（2010）. Meta-analysis as the core of evidence-based behavioral medicine：tools and pitfalls of a statistical approach. *Current Opinion in Psychiatry*，*23*，145-150. doi：10.1097/YCO.0b013e328336666b

Nestoriuc，Y.，Rief，W.，& Martin，A.（2008）. Meta-analysis of biofeedback for tension-type headache：Efficacy，specificity，and treatment moderators. *Journal of Consulting and Clinical Psychology*，*76*，379-396. doi：10.1037/0022-006X.76.3.379

Newring，K. A. B.，Loverich，T. M.，Harris，C. D.，& Wheeler，J.（2009）. Relapse prevention. In W. T. O' Donohue & J. E. Fisher（Eds.），*General principles and empirically supported principles of cognitive behavior therapy*（pp. 520-531）. Hoboken，NJ：Wiley.

Nezu，A. M.（2004）. Problem solving and behavior therapy revisited. *Behavior Therapy*，*35*，1-33. doi：10.1016/S0005-7894（04）80002-9

Nezu，A. M.，& Perri，M. G.（1989）. Problem-solving therapy for unipolar depression：An initial dismantling investigation. *Journal of Consulting and Clinical Psychology*，

57，408-413. doi：10.1037/0022-006X.57.3.408

Nezu，A. M.，Ronan，G. F.，Meadows，E. A.，& McClure，K. S.（2000）. *Practitioner' s guide to empirically based measures of depression.* New York，NY：Springer.

Nock，M. K.（2005）. Response prevention. In M. Hersen & J. Rosqvist（Eds.），*Encyclopedia of behavior modification and cognitive behavior therapy：Vol. 1. Adult clinical applications*（pp. 489-493）. Thousand Oaks，CA：Sage.

Norberg，M.M.，Krystal，J. H.，& Tolin，D.F.（2008）. A meta-analysis of d-cycloserine and the facilitation of fear extinction and exposure therapy. *Biological Psychiatry*，*63*，1118-1126. doi：10.1016/j.biopsych.2008.01.012

Norcross，J. C.（Ed.）.（2002）. *Psychotherapy relationships that work：Therapist contributions and responsiveness to patients.* New York，NY：Oxford University Press.

Norton，P. J. P.，& Price，E. C. M. A.（2007）. A meta-analytic review of adult cognitive-behavioral treatment outcome across the anxiety disorders. *Journal of Nervous and Mental Disease*，*195*，521-531. doi：10.1097/01.nmd.0000253843.70149.9a

O'Brien，W. H.，Kaplar，M. E.，& Haynes，S. N.（2005）. Behavioral assessment. In M. Hersen & J. Rosqvist（Eds.），*Encyclopedia of behavior modification and cognitive behavior therapy：Vol. 1. Adult clinical applications*（pp. 82-90）. Thousand Oaks，CA：Sage.

O' Donohue，W. T.，& Fisher，J. E.（Eds.）.（2009）. *General principles and empirically supported techniques of cognitive behavior therapy.* Hoboken，NJ：Wiley.

Okazaki，S.，& Tanaka-Matsumi，J.（2006）. Cultural consideration in cognitive-behavioral assessment. In P. A. Hays & G. Y. Iwamasa（Eds.），*Culturally responsive cognitive-behavioral therapy：Assessment，practice，and supervision*（pp. 247-266）. Washington，DC：American Psychological Association. doi：10.1037/11433-011

Ollendick，T. H.，Alvarez，H. K.，& Greene，R. W.（2004）. Behavioral assessment: History of underlying concepts and methods. In S. N. Haynes & E. M. Heiby (Eds.), *Comprehensive handbook of psychological assessment: Vol. 3. Behavioral assessment.* Hoboken, NJ: Wiley.

Ollendick, T. H., & Grills, A. E. (2005). Modeling. In M. Hersen & J. Rosqvist (Eds.), *Encyclopedia of behavior modification and cognitive behavior therapy: Vol. 1. Adult clinical applications* (pp. 907-910). Thousand Oaks, CA: Sage.

Organista, K. C. (2006). Cognitive-behavioral therapy with Latinos and Latinas. In P. A. Hays & G. Y. Iwamasa (Eds.), *Culturally responsive cognitive-behavioral therapy: Assessment, practice, and supervision* (pp. 73-96). Washington, DC: American Psychological Association.

Öst, L.-G. (1997). Rapid treatment of specific phobias. In G. C. L. Davey (Ed.), *Phobias: A handbook of theory research and treatment* (pp. 227-246). New York, NY: Wiley.

Overmier, J. B., & Seligman, M. E. P. (1967). Effects of inescapable shock upon subsequent escape and avoidance responding. *Journal of Comparative and Physiological Psychology, 63*, 28-33. doi: 10.1037lh 0024166

Parsons, T. D., & Rizzo, A. A. (2008). Affective outcomes of virtual reality exposure therapy for anxiety and specific phobias: A meta-analysis. *Journal of Behavior Therapy and Experimental Psychiatry, 39*, 250-261. doi: 10.1016/j.jbtep. 2007.07.007

Pavlov, I. P. (1927). *Conditioned reflexes: An investigation of the physiological activity of the cerebral cortex.* London, England: Oxford University Press.

Pfammatter, M., Junghan, U. M., & Brenner, H. D. (2006). Efficacy of psychological therapy in schizophrenia: Conclusions from meta-analyses. *Schizophrenia Bulletin*, 32 (Suppl. 1), S64-S80. doi: 10.1093/schbul/sb1030

Pinquart, M., Duberstein, P. R., & Lyness, J. M. (2007). Effects of psychotherapy and other behavioral interventions on clinically depressed older adults: A meta-analysis. *Aging & Mental Health, 11*, 645-657. doi: 10.1080/13607860701529635

Plaud，J. J.（2005）. Covert conditioning. In M. Hersen & J. Rosqvist（Eds.），*Encyclopedia of behavior modification and cognitive. behavior therapy：Vol. 1. Adult clinical applications*（pp. 235-241）. Thousand Oaks，CA：Sage.

Poling，A.，& Gaynor，S. T.（2009）. Stimulus control. In W. T. O' Donohue & J. E. Fisher（Eds.），*General principles and empirically supported principles of cognitive behavior therapy*（pp. 600-607）. Hoboken，NJ：Wiley.

Powers，M. B.，Vedel，E.，& Emmelkamp，P. M. G.（2008）. Behavioral couples therapy（BCT） for alcohol and drug use disorders：A meta-analysis. *Clinical Psychology Review*，*28*，952-962. doi：10.1016/j.cpr.2008.02.002

Premack，D.（1965）. Reinforcement theory. In D. Levine（Ed.），*Nebraska Symposium on Motivation*（pp. 123-180）. Lincoln：University of Nebraska Press.

Reger，M. A.，& Gahm，G. A.（2009）. A meta-analysis of the effects of Internet- and computer-based cognitive-behavioral treatments for anxiety. *Journal of Clinical Psychology*，*65*，53-75. doi：10.1002/jclp.20536

Rescorla，R. A.（1988）. Pavlovian conditioning：It' s not what you think it is. *American Psychologist*，*43*，151-160. doi：10.1037/0003-066X.43.3.151

Rescorla，R. A.，& Wagner，A. R.（1972）. A theory of Pavlovian conditioning：Variations in the effectiveness of reinforcement and nonreinforcement. In A. H. Black & W. F. Prokasy（Eds.），*Classical conditioning II：Current research and theory*（pp. 64-99）. New York，NY：Appleton Century Crofts.

Robie，W. F.（1925）. *The art of love*. Ithaca，NY：Rational Life Press.

Roemer，L.，& Orsillo，S. M.（2009）. *Mindfulness-and acceptance-based behavioral therapies in practice*. New York，NY：Guilford Press.

Rollnick，S.，Miller，W. R.，& Butler，C. C.（2008）. *Motivational interviewing in health care：Helping patients change behavior*. New York，NY：Guilford Press.

Rosa-Alcázar，A. I.，Sánchez-Meca，J.，Gómez-Conesa，A.，& Marin-Martinez，F.（2008）. Psychological treatment of obsessive-compulsive disorder：A meta-analysis. *Clinical Psychology Review*，*28*，1310-1325. doi：10.1016/j.cpr.2008.07.001

Rosen，G. M.，& Davison，G. C.（2003）. Psychology should list empirically supported principles of change (ESPs) and not credential trademarked therapies or other treatment packages. *Behavior Modification*, *27*, 300-312. doi: 10.1177/0145445503027003003

Rosengren, D. B. (2009) . *Building motivational interviewing skills: A practitioner workbook.* New York, NY: Guilford Press.

Rowa, K., Antony, M. M., & Swinson, R. P. (2007). Exposure and ritual prevention. In M. M. Antony, C. Purdon, & L. J. Summerfeldt (Eds.) , *Psychological treatment of OCD: Fundamentals and beyond* (pp. 79-109) . Washington, DC: American Psychological Association. doi: 10.1037/11543-004

Rush, A. J., First, M. B., & Blacker, D. (Eds.) . (2008) . *Handbook of psychiatric measures* (2nd ed.) . Washington, DC: American Psychiatric Association.

Safran, J. D., Muran, J. C., Samstag, L. W., & Stevens, C. (2002) . Repairing alliance ruptures. In J. C. Norcross (Ed.) , *Psychotherapy relationships that work: Therapist contributions and responsiveness to patients* (pp. 235-254) . New York, NY: Oxford University Press.

Sánchez-Meca, J., Rosa-Alcárez, A. I., Marín-Martínez, F., & Gómez-Conesa, A. (2010). Psychological treatment of panic disorder with or without agora-phobia: A meta-analysis. *Clinical Psychology Review*, *30*, 37-50. doi: 10.1016/ j.cpr.2009.08.011

Santiago-Rivera, A., Kanter, J., Benson, G., Derose, T., Illes, R., & Reyes, W. (2008) . Behavioral activation as an alternative treatment approach for Latinos with depression. *Psychotherapy: Theory, Research, Practice, Traininb 45*, 173-185. doi: 10.1037/0033-3204.45.2.173

Savard, J., Savard, M. H., & Morin, C. M. (2010) . Insomnia. In M. M. Antony & D. H. Barlow (Eds.) , *Handbook of assessment and treatment planning psychological disorders* (2nd ed.; pp. 633-669) . New York, NY: Guilford Press.

Segal, Z.V., Williams, J. M. G., & Teasdale, J. D. (2002) . *Mindfulness-based cognitive therapy for depression: A new approach to preventing relapse.* New York, NY: Guilford Press.

Segrin, C. (2009) . Social skills training. In W. T. O' Donohue & J. E. Fisher (Eds.) ,

General principles and empirically supported principles of cognitive behavior therapy (pp. 600-607) . Hoboken，NJ：Wiley.

Shapiro，S. L.，Carlson，L. E.，Astin，J. A.，& Freedman，B. (2006) . Mechanisms of mindfulness. *Journal of Clinical Psychology*，*62*，373-386. doi：10.1002/ jclp.20237

Skinner，B. F. (1938) . *The behavior of organisms.* New York，NY：Appleton-Century.

Society of Clinical Psychology. (2010) . *Website on research-supported psychological treatments.* Retrieved from http：//www.psychology.sunysb.edu/eklonsky-/ division 12/index. html

Spiegler，M. D.，& Guevremont，D. C. (2010) . *Contemporary behavior therapy* (5th ed.) . Belmont，CA：Wadsworth Cengage Learning.

Stern，R.，& Marks，I. (1973) . Brief and prolonged flooding：A comparison in agoraphobic patients. *Archives of General Psychiatry*，*28*，270-276.

Stewart，R. E.，& Chambless，D. L. (2009) . Cognitive behavioral therapy for adult anxiety disorders in clinical practice：A meta-analysis of effectiveness studies. *Journal of Consulting and Clinical Psychology*，*77*，595-606. doi：10.1037/ a0016032

Sue，S. (1998) . In search of cultural competence in psychotherapy and counseling. *American Psychologist*，*53*，440-448. doi：10.1037/0003-066X. 53.4.440

Sue，S. (2006) . Cultural competency：From philosophy to research and practice. *Journal of Community Psychology*，*34*，237-245. doi：10.1002/jcop.20095

Swartz，H. A.，Zuckoff，A.，Grote，N. K.，Spielvogle，H. N.，Bledsoe，S. E.，Shear，M. K.，& Frank，E. (2007) . Engaging depressed patients in psychotherapy：Integrating techniques from motivational interviewing and ethnographic interviewing to improve treatment participation. *Professional Psychology：Research and Practice*，*38*，430-439. doi：10.1037/0735-7028.38.4.430

Swinson，R. P.，Antony，M. M.，Bleau，P.，Chokka，P.，Craven，M.，Fallu，A.，... Walker，J. R. (2006) . Clinical practice guidelines：Management of anxiety disorders. *Canadian Journal of Psychiatry*, *51* (Suppl. 2) , 1S-92S. Retrieved from http://publications.cpa-apc.org/browse/documents/213&xwm=true

Tanaka-Matsumi, J., Seiden, D. Y., & Lam, K. N. (1996) . The Culturally Informed Functional Assessment (CIFA) Interview: A strategy for cross-cultural behavioral practice. *Cognitive and Behavioral Practice*, *3*, 215-233. doi: 10.1016/ S 1077-7229 (96) 80015-0

Task Force on Promotion and Dissemination of Psychological Procedures. (1995) . Training in and dissemination of empirically validated treatments: Report and recommendations. *Clinical Psychologist*, *48* (1) , 3-23.

Taylor, S. (2000) . *Understanding and treating panic disorder: Cognitive-behavioural approaches.* Chichester, England: Wiley.

Teasdale, J. D., Moore, R. G., Hayhurst, H., Pope, M., Williams, S., & Segal, Z. V. (2002) . Metacognitive awareness and prevention of relapse in depression: Empirical evidence. *Journal of Consulting and Clinical Psychology*, *70*, 275-287. doi: 10.1037/0022-006X.70.2.275

Thorndike, E. L. (1911) . *Animal intelligence: Experimental studies.* New York, NY: Macmillan.

Tolin, D. F., Diefenbach, G. J., Maltby, N., &Hannan, S. (2005) . Stepped care for obsessive compulsive disorder: A pilot study. *Cognitive and Behavioral Practice*, *12*, 403-414. doi: 10.1016/S1077-7229 (05) 80068-9

Tryon, W. W. (2005) . Possible mechanisms for why desensitization and exposure therapy work. *Clinical Psychology Review*, 25, 67-95. doi: 10.1016/ j.cpr.2004.08.005

Turner, S. M., Johnson, M. R., Beidel, D. C., Heiser, N. A., & Lydiard, R. B. (2003). The Social Thoughts and Beliefs Scale: A new inventory for assessing cognitions in social phobia. *Psychological Assessment*, *15*, 384-391. doi: 10.1037/ 1040-3590.15.3.384

Vittengl, J. R., Clark, L. A., Dunn, T. W., & Jarrett, R. B. (2007) . Reducing relapse and recurrence in unipolar depression: A comparative meta-analysis of cognitive behavioral therapy's effects. *Journal of Consulting and Clinical Psychology*，*75*，475-488. doi：10.1037/0022-006X.75.3.475

Wacker，D. P.，Harding，J.，Berg，W.，Cooper-Brown，L. J.，& Barretto，A.（2009）. Punishment. In W. T. O' Donohue & J. E. Fisher（Eds.），*General principles and empirically supported techniques of cognitive behavior therapy*（pp. 506-512）. Hoboken，NJ：Wiley.

Wallace，M. D.，& Najdowski，A. C.（2009）. Differential reinforcement of other behavior and differential reinforcement of alternative behavior. In W. T. O'Donohue & J. E. Fisher（Eds.），*General principles and empirically supported techniques of cognitive behavior therapy*（pp. 245-255）. Hoboken，NJ：Wiley.

Wang，P. S.，Lane，M.，Olfson，M.，Pincus，H. A.，Wells，K. B.，& Kessler，R. C.（2005）. Twelve-month use of mental health services in the United States：Results from the National Comorbidity Survey Replication. *Archives of General Psychiatry*，*62*，629-640. doi：10.1001/archpsyc.62.6.629

Watson，J. B.（1913）. Psychology as the behaviorist views it. *Psychological Review*，*20*，158-177. doi：10.1037/h0074428

Watson，J. B.，& Raynor，R.（1920）. Conditioned emotional reactions. *Journal of Experimental Psychology*，*3*，1-14. doi：10.1037/h0069608

Wechsler，D.（2008）. *WAIS-IV administration and scoring manual.* San Antonio，TX：Pearson Assessment.

Weisz，J. R.，McCarty，C. A.，& Valeri，S. M.（2006）. Effects of psychotherapy for depression in children and adolescents：A meta-analysis. *Psychological Bulletin*，*132*，132-149. doi：10.1037/0033-2909.132.1.132

Westra，H. A.，Dozois，D. J. A.，& Marcus，M.（2007）. Expectancy，homework compliance，and initial change in cognitive-behavioral therapy for anxiety. *Journal of Consulting and Clinical Psychology*，*75*，363-373. doi：10.1037/0022-006X.75.3.363

Wilson，G. T.（1998）. Manual-based treatment and clinical practice [Review]. *Clinical Psychology：Science and Practice*，*5*，363-375. doi：10.1111/j.1468-2850.

1998.tb00156.x

Wilson，G. T.，& Fairburn，C. G.（2007）. Treatments for eating disorders. In P. E. Nathan & J. M. Gorman（Eds.），*A guide to treatments that work*（3rd ed.，pp. 581-583）. New York，NY：Oxford University Press.

Wilson，K. G.，& Murrell，A. R.（2004）. Values work in acceptance and commitment therapy. In S. C. Hayes，V. M. Follette，& M. M. Linehan（Eds.），*Mindfulness and acceptance：Expanding the cognitive-behavioral tradition*（pp. 120-151）. New York，NY：Guilford Press.

Wilson，K. G.，Sandoz，E. K.，Flynn，M. K.，Slater，R.，& DuFrene，T.（2010）. Understanding，assessing，and treating values processes in mindfulness and acceptance-based therapies. In R. Baer（Ed.），*Assessing mindfulness and acceptance：Illuminating the processes of change*（pp. 77-106）. Oakland，CA：New Harbinger.

Witkiewitz，K.，& Aracelliz Villarroel，N.（2009）. Dynamic association between negative affect and alcohol lapses following alcohol treatment. *Journal of Consulting and Clinical Psychology*，*77*，633-644. doi：10.1037/a0015647

Witt，J. C.，& Elliott，S. N.（1983）. Assessment in behavioral consultation：The initial interview. *School Psychology Review*，*12*，42-49.

Wolitzky-Taylor，K. B.，Horowitz，J. D.，Powers，M. B.，& Telch，M. J.（2008）. Psychological approaches in the treatment of specific phobias：A meta-analysis. *Clinical Psychology Review*，*28*，1021-1037. doi：10.1016/j.cpr.2008.02.007

Wolpe，J.（1952）. Experimental neuroses as learned behavior. *British Journal of Psychology*，*43*，243-268.

Wolpe，J.（1958）. *Psychotherapy by reciprocal inhibition.* Stanford，CA：Stanford University Press.

Wolpe，J.（1997）. Thirty years of behavior therapy. *Behavior Therapy*，*28*，633-635. doi：10.1016/S0005-7894（97）80023-8

Wolpe，J.，Salter，A.，& Reyna，L. J.（Eds.）.（1964）. *The conditioning therapies：The challenge of psychotherapy.* New York，NY：Holt，Rinehart &

Winston.

Wood, J. M., Nezworski, M. T., Lilienfeld, S. O., & Garb, H. N. (2003). *What's wrong with the Rorschach? Science confronts the controversial inkblot test.* Hoboken, NJ: Wiley.

Wykes, T., Steel, C., Everitt, B., & Tarrier, N. (2007). Cognitive behavior therapy for schizophrenia: Effect sizes, clinical models, and methodological rigor. *Schizophrenia Bulletin*, *34*, 523-537. doi: 10.1093/schbul/sbm114

Yartz, A. R., & Hawk, L. W. (2001). Psychophysiological assessment of anxiety: Tales from the heart. In M. M. Antony, S. M. Orsillo, & L. Roemer (Eds.), *Practitioner's guide to empirically-based measures of anxiety* (pp. 25-30). New York, NY: Springer.

Young, K. M., Northern, J. J., Lister, K. M., Drummond, J. A., & O'Brien, W. H. (2007). A meta-analysis of family-behavioral weight-loss treatments for children. *Clinical Psychology Review*, *27*, 240-249. doi: 10.1016/j.cpr.2006.08.003

Zaretsky, A., Lancee, W., Miller, C., Harris, A., & Parikh, S. V. (2008). Is cognitive-behavioural therapy more effective than psychoeducation in bipolar disorder? *Canadian Journal of Psychiatry*, *53*, 441-448.

Zwahlen, M., Renehan, A., & Egger, M. (2008). Meta-analysis in medical research: Potentials and limitations. *Urologic Oncology: Seminars and Original Investi-gations*, *26*, 320-329. doi: 10.1016/j.urolonc.2006.12.001

丛书主编简介

乔恩·卡尔森（Jon Carlson），心理学博士，教育博士，美国专业心理学委员会成员，他是一位杰出的心理学教授，在位于伊利诺伊州大学城的州长州立大学（Governors State University）从事心理咨询工作，同时，他也是一位就职于威斯康星州日内瓦湖的健康诊所（Wellness Clinic）的心理学家。卡尔森博士担任好几家期刊的编辑，其中包括《个体心理学杂志》（*Journal of Individual Psychology*）和《家庭杂志》（*The Family Journal*）。他获得了家庭心理学和阿德勒心理学的学位证书。他发表的论文有150多篇，出版图书40多部，其中包括《幸福婚姻的10堂必修课》（*Time for a Better Marriage*）、《阿德勒的治疗》[1]（*Adlerian Therapy*）、《餐桌上的木乃伊》（*The Mummy at the Dining Room Tab*）、《失误的治疗》（*Bad Therapy*）、《改变我的来访者》（*The Client Who Changed Me*）、《圣灵让我们感动》（*Moved by the Spirit*）。他与一些重要的专业治疗师和教育者一起，创作了200多部专业录像和DVD。2004年，美国心理咨询学会称他是一个“活着的传说”。最近，他还与漫画家乔·马丁（Joe Martin）一起在多家报纸上同时刊登了忠

[1]《阿德勒的治疗》，2012年1月，重庆大学出版社。

告漫画（advice cartoon）《生命边缘》（*On The Edge*）。

马特·恩格拉-卡尔森（Matt Englar-Carlson），哲学博士，他是富乐顿市加利福尼亚州立大学（California State University）的心理咨询学副教授，同时也是位于澳大利亚阿米德尔市的新英格兰大学（University of New England）保健学院的兼职高级讲师。他是美国心理学会第 51 分会的会员。作为一名学者、教师和临床医生，恩格拉-卡尔森博士一直都是一位勇于创新的人，他在职业上一直充满激情地训练、教授临床医生更为有效地治疗其男性来访者。他的出版物达 30 多部，在国内和国际上发表了 50 多篇演讲，其中大多数的关注焦点都是集中于男性和男性气质。恩格拉-卡尔森博士与人合著了《与男性共处一室：治疗改变案例集》（*In the Room With Men: A Casebook of Therapeutic Change*）和《问题男孩的心理咨询：专业指导手册》（*Counseling Troubled Boys: A Guidebook for Professionals*）。2007 年，男性心理研究学会（Society for the Psychological Study of Men and Masculinity）提名他为年度最佳研究者。同时，他也是美国心理学会致力发展男性心理学实践指导方针工作小组的成员。作为一位临床医生，他在学校、社区、大学心理健康机构对儿童、成人以及家庭进行了广泛的治疗。

鹿鸣心理（心理治疗丛书）书单

书　名	书　号	出版日期	定　价
《生涯咨询》	ISBN:9787562483014	2015年1月	36.00元
《人际关系疗法》	ISBN:9787562482291	2015年1月	29.00元
《情绪聚焦疗法》	ISBN:9787562482369	2015年1月	29.00元
《理性情绪行为疗法》	ISBN:9787562483021	2015年1月	29.00元
《精神分析与精神分析疗法》	ISBN:9787562486862	2015年1月	32.00元
《现实疗法》	ISBN:9787568901598	2016年10月	29.00元
《行为疗法》	ISBN:9787568900928	2016年10月	32.00元
《认知疗法》	ISBN:待定	待定	待定
《叙事疗法》	ISBN:待定	待定	待定
《接纳承诺疗法》	ISBN:待定	待定	待定

鹿鸣心理（心理咨询师系列）书单

书　名	书　号	出版日期	定　价
《接受与实现疗法：理论与实务》	ISBN:9787562460138	2011年6月	48.00元
《中小学短期心理咨询》	ISBN:9787562462965	2011年9月	37.00元
《叙事治疗实践地图》	ISBN:9787562462187	2011年9月	32.00元
《阿德勒的治疗：理论与实践》	ISBN: 9787562463955	2012年1月	45.00元
《艺术治疗——绘画诠释：从美术进入孩子的心灵世界》	ISBN:9787562476122	2013年8月	46.00元
《游戏治疗》	ISBN:9787562476436	2013年8月	58.00元
《辩证行为疗法》	ISBN:9787562476429	2013年12月	38.00元
《躁郁症治疗手册》	ISBN:9787562478041	2013年12月	46.00元
《以人为中心心理咨询实践》（第4版）	ISBN:9787562486862	2015年1月	56.00元
《焦虑症和恐惧症——一种认知的观点》	ISBN:9787562491927	2015年8月	69.00元
《超越奇迹：焦点解决短期治疗》	ISBN:9787562491118	2015年9月	56.00元
《精神分析治愈之道》	ISBN:9787562491330	2016年3月	56.00元

图书在版编目（CIP）数据

行为疗法 /（加）马丁·M. 安东尼（Martin M.，Antony），（美）丽莎白·罗默（Lizabeth Roemer）著；庄艳译. ——重庆：重庆大学出版社，2016.10

（心理咨询师系列. 心理治疗丛书）

书名原文：Behavior Therapy

ISBN 978-7-5689-0092-8

Ⅰ. ①行… Ⅱ. ①马… ②丽… ③庄… Ⅲ. ①行为治疗 Ⅳ. ①R749.05

中国版本图书馆CIP数据核字（2016）第201367号

行为疗法

［加］马丁·M. 安东尼 ［美］丽莎白·罗默 著
庄 艳 译 郭本禹 主编

鹿鸣心理策划人：王 斌
责任编辑：敬 京
责任校对：关德强

重庆大学出版社出版发行
出版人：易树平
社址：（401331）重庆市沙坪坝区大学城西路21号
网址：http://www.cqup.com.cn
自贡兴华印务有限公司印刷

开本：890mm×1240mm 1/ 32 印张：8 字数：163千
2016年10月第1版 2016年10月第1次印刷
ISBN 978-7-5689-0092-8 定价：32.00 元

版贸核渝字（2013）第44号